日本調理科学会 監修　クッカリーサイエンス 003

野菜をミクロの眼で見る

広島大学名誉教授
田村 咲江 著

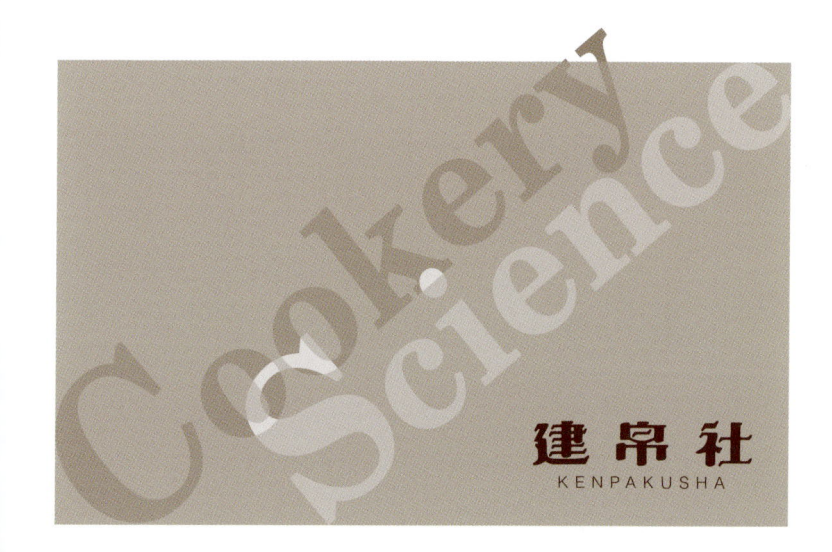

建帛社
KENPAKUSHA

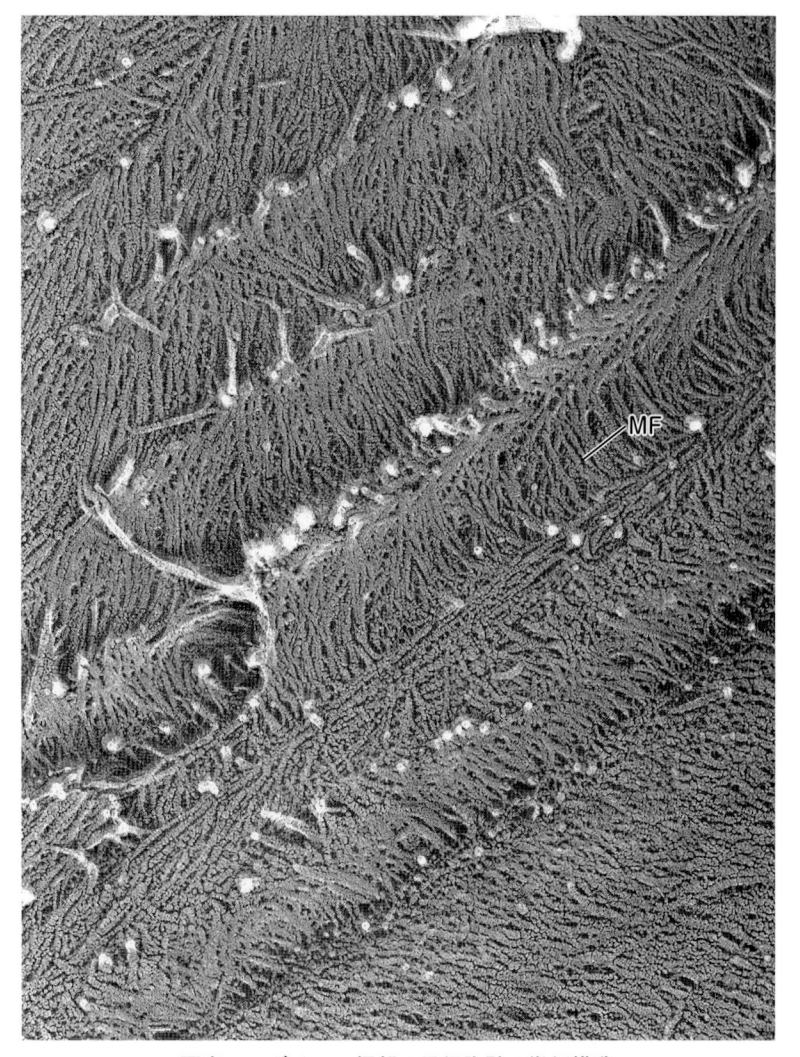

写真1　ダイコン根部の柔細胞壁の微細構造
〔凍結割断ディープエッチング像，×81,600〕

　細胞壁を斜めに割った断面で，無数に存在するセルロース微繊維（MF）が平行に並んだ面を角度を変えて積み重ねて，いわゆる交差多層構造を形成している。この構造により細胞壁の強度を保っている。間には凍結乾燥によって顆粒状に見えるペクチンを主とするその他の成分があって，セルロース微繊維を接着している。関連記事（pp.38～42）を参照されたい。

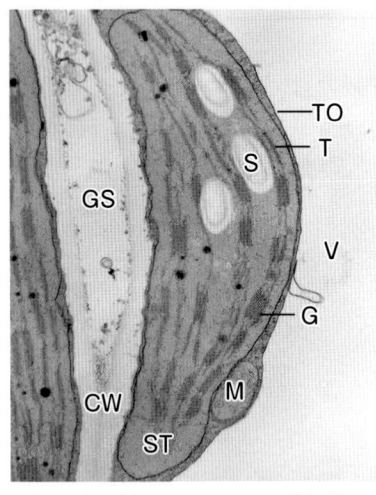

(1) 新鮮なホウレンソウの葉緑体 〔× 14,830〕

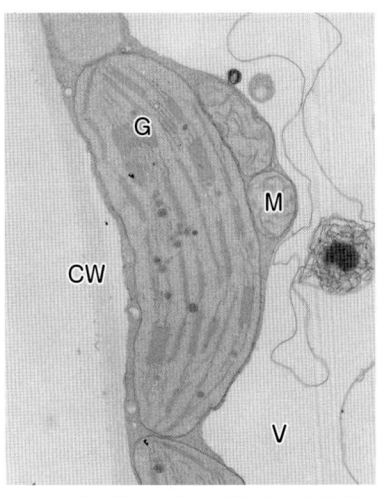

(2) ポリ袋に入れて 5℃ 3 日間貯蔵した試料の葉緑体 〔× 15,500〕

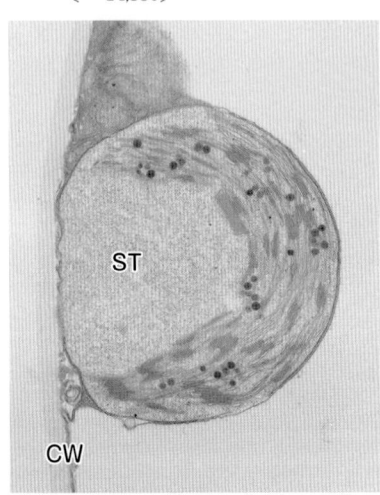

(3) ポリ袋に入れて 30℃ 3 日間貯蔵した試料の葉緑体 〔× 12,620〕

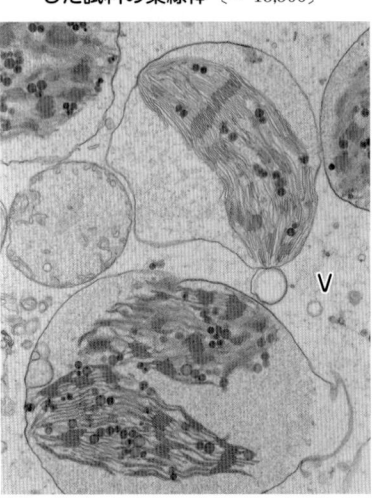

(4) 無包装で 30℃ 3 日間貯蔵した試料の葉緑体 〔× 10,060〕

CW：細胞壁，G：グラナ，GS：空隙，M：ミトコンドリア，S：デンプン，ST：基質，T：チラコイド，TO：液胞膜，V：液胞

写真 2　ホウレンソウの貯蔵による葉緑体の形態の変化
〔透過電子顕微鏡写真〕

(詳しい説明は pp.64 ～ 65 に記載)

(田村咲江監修：食品・調理・加工の組織学，p.65，学窓社，1999)

まえがき

　今日，私たちはきわめて多くの種類の野菜を，食卓にのせている。日本原産のわずかな種のほかに，はるばる伝播してやってきて長い年月をかけて改良されて日本に根付いている野菜，今日では空輸や海路輸送で直接産地から届く，いわゆる輸入野菜・果物など多様な食品を享受して，生物多様性の恩恵を食料面から実感している。

　これら野菜は，もとはといえば他の植物と同様に，光合成によって太陽エネルギーを取り込んで，成長や繁殖に生かしている。さらに，私たちの食用とする動物もその植物を体内に取り入れて，成長や繁殖をしている。したがって，ヒトの食料はすべて植物の光合成の恩恵を受けているわけである。はじめに植物あっての地球上の多彩な生命の存在である。どの野菜も「ミクロの眼」で見ると，躍動する生命の営みを行っている。私たちは食べる植物である野菜について，もっとよく知る必要があるのではなかろうか。

　たとえば，ホウレンソウを利用する場合，私たちは目的とする栄養素をいくら含んでいるから何グラム摂取しなければ…と，ひとかたまりとして扱っているが，ホウレンソウという植物体は根，茎，葉柄，葉身など違った器官から成り立っていて，それぞれの器官が役割に応じて違ったミクロの構造や成分組成をもっている。さらに加熱や冷凍の処理を行うとかたさに変化が生じるが，それもミクロの構造変化によるものである。これらを十分に

理解して食品を有効においしく調理することは，地球環境に暮らすヒトとして，また食育の観点からも大切なことと考えられる。

本書は，野菜とそれに関連して若干の果物，いも，豆を取り上げて，食品のミクロの構造とその生体としての働きを解説し，次いで含有成分の分布の調べ方の一例，加熱や冷凍などの調理操作の影響などを光学顕微鏡と電子顕微鏡の写真を用いて述べている。その内容は，高等学校の生物Ⅰを履修した方には十分に理解できるもので，高校生や食物について勉学中の大学生をはじめ，教職者や食品関係業者の方および一般の方々にも興味をもって読んでいただきたいものである。

この本の背景には，生物学的な研究に私を導いてくださった良き師に恵まれたことがある。助手時代に生物学者であった川上いつゑ教授に指導を受け，その後は当時の大阪大学医学部第三解剖学教室で藤田尚男教授，石村和敬助教授，教室員の方々に，動物材料を用いて組織学の指導を受けることができたことである。その考え方と研究法を食物学の研究に活かすことができたことは誠に幸せなことで，深く感謝申し上げる。また，研究をともにしてくださった広島大学と徳島文理大学の大学院生，卒論生の方々に，ご苦労さまと心から感謝申し上げたい。

さらに，クッカリーサイエンスシリーズの一つとして本書を出版していただくことになったのは，刊行委員会の先生方，特に丁寧にご校閲下さった畑江敬子先生のおかげであり，深甚なる謝意を表する。また，編集面で大変お世話になった建帛社岡田恵子氏に深く感謝申し上げる。

2012 年 4 月

田 村 咲 江

目　次

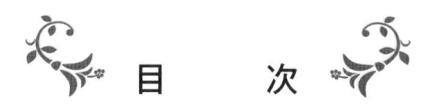

第1章　食べ物は生き物だった　　1

1　食べ物の正体 …………………………… 2
2　食品の正体 ……………………………… 4
3　組織の基本構造 ………………………… 4
4　細胞の構造 ……………………………… 5
5　細胞間物質の正体 ……………………… 9
6　組織の構造と調理 …………………… 11
7　ミクロの世界を見る方法 …………… 12
　コラム1．光学顕微鏡　*13*
　コラム2．透過電子顕微鏡　*14*
　コラム3．走査電子顕微鏡　*16*

第2章　野菜をミクロの眼で見る(1)
―野菜の主要部分は柔組織　　19

1　はじめに ……………………………… 20
2　野菜に含まれる成分の特徴 ………… 21
3　野菜とおいしさの関係 ……………… 22
4　顕微鏡で形となって見えるものは何か … 24
5　野菜の構造 …………………………… 25
6　柔組織 ………………………………… 26

7	若い細胞	26
8	成熟した細胞	27
9	柔組織の一次細胞壁	34
10	細胞壁の構成成分	35
11	細胞壁のモデル	36
12	一次細胞壁の凍結割断ディープエッチング像を見る	38
13	ペクチンを酵素分解すると細胞壁はどうなるか	42
14	酵素処理してやわらかくした高齢者・介護食品の開発	43

コラム4．野菜をやわらかくする凍結含浸法　*46*

15	細胞壁の働き	47
16	原形質連絡	47
17	細胞間隙	50
18	す入りした柔組織	55

第3章　野菜をミクロの眼で見る(2)
―光合成と貯蔵の場　　　　59

1	柔細胞は色素体をもっている	60
2	葉緑体	60
3	有色体	65
4	白色体	67

第4章 野菜をミクロの眼で見る(3)
―その他の組織の働きと構造　71

1　表　皮 ………………………………… 72
2　厚角組織 ……………………………… 75
3　繊維細胞 ……………………………… 78
4　維管束系 ……………………………… 81

第5章 野菜をミクロの眼で見る(4)
―酵素の活性部位を眼で見る　85

1　アスコルビン酸酸化酵素の活性部位を
　　見る方法 ……………………………… 86
2　ニンジン根部の観察結果 …………… 88
3　キュウリ果実の観察結果 …………… 89

第6章 野菜は加熱するとどう変化するか　95

1　水温と軟化の関係 …………………… 96
2　水煮で軟化するメカニズム ………… 99
3　水煮により割れ方が変わる ………… 102
4　調味料の影響 ………………………… 104
5　塩化物の影響 ………………………… 106
6　塩化物の組織への影響 ……………… 108
7　デンプンを含む食品の変化 ………… 109
8　乾式加熱の影響 ……………………… 126

第7章 野菜は冷凍するとどう変化するか　135

1　氷結晶の生成 …………………… 136
2　冷凍貯蔵中の変化 ……………… 139
3　カボチャの比重の影響 ………… 143

索　引……………………………………… 149

第1章
食べ物は生き物だった

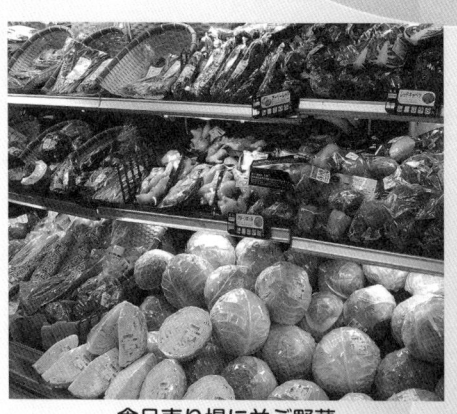

食品売り場に並ぶ野菜

1 食べ物の正体
生物体またはその一部分

　私たちは，空腹になったから，栄養素を欠かさずとらなければ，あるいはおいしいものを食べたい，などの思いから毎日欠かさず食事をしている。私たちはいったい何を食べているのだろうか。食べているものをまず肉眼でふつうに見える大きさのマクロのレベルで考えてみよう。

　食品はほとんどすべてが生き物に関係していて，食塩のような無機物はきわめて例外である。モヤシやしらす干しのような小さい個体は生物体を丸ごと食べるが，成熟して大きくなったものでは食べやすくておいしい部分だけをふつうは食用としている。たとえば植物性食品の場合，ダイコン，ニンジンは根の部分，キャベツ，レタスは葉の部分，セロリは葉柄部，カリフラワー，ブロッコリーは花の部分，トマト，キュウリ，ナスは果実，そしてイネ，ダイズなどは種実の部分だけを食用としている（図1-1）。品種改良などにより食用とする部分を大きくし，いっそうおいしく便利で外観がよいように変化させて，野生の植物とはまったく違った状態につくり上げている。

　一方，動物性食品では，乳，卵のような分泌物や産出物は別として，魚介類や獣鳥類の場合，日本人は体のなかでも筋肉の部分を多く食用としている。筋肉はうま味成分を含んで確かにおいしいのである。

　これら動植物の食用部分は生物学的には**器官**と呼ばれるもの

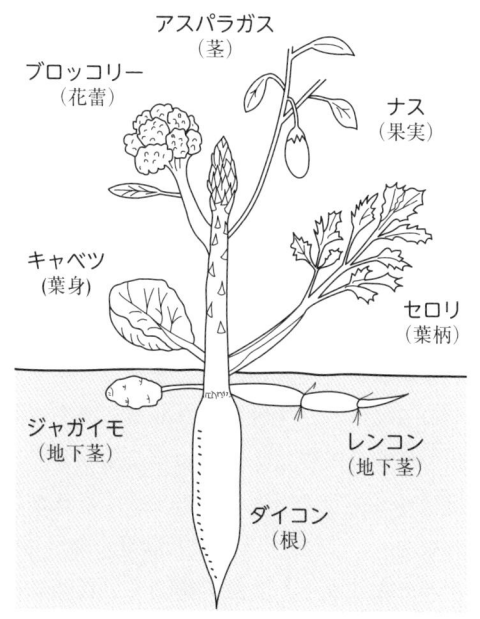

```
                アスパラガス
                  (茎)
  ブロッコリー
    (花蕾)                       ナス
                                (果実)

  キャベツ
   (葉身)                       セロリ
                                (葉柄)

  ジャガイモ
   (地下茎)                    レンコン
                               (地下茎)
              ダイコン
               (根)
```

図1-1　図式化した野菜の食用部分

である。生物たちはそれぞれの生育環境に合わせて進化させた器官の集合体として生存しているといえよう。したがって，食品の構造は初めから食品として利用されるようにつくられたものではなく，それぞれの生物の生命の維持と繁殖のために適した構造につくられていることは当然である。しかし，それらを食用として利用する立場に立てば，食品としての価値観からそれらの器官を最もよく利用することを考えなければならない。

　それには，それぞれの食品自体の構造やしくみがどうなっているか知っておく必要がある。

2 食品の正体
組織が集まってできている

　植物の葉や根，茎はよく見るとやわらかい部分や筋(スジ)のような部分，外側を覆う表皮の部分などからなっている。これらの部分には生存のための必要性から**特徴のある構造や働きをもった細胞の群れ**が集まっている。これらの**細胞の群れを組織**と呼んでいる。その**組織がいくつか組み合わさって機能を発揮する器官を形成している。これが生物学的な組織**の概念である。

　しかし食品の研究分野では，このような生物学で用いる本来の組織の定義ばかりでなく，乳や卵のような元来細胞の形をもたないものの構造や，豆腐，パンなど調理や加工が施されて，**細胞の形をとどめなくなった食品の構造**も，顕微鏡で見える状態のものを慣例的に組織と呼んでいる。

3 組織の基本構造
細胞と細胞間物質からなっている

　組織は特徴のある細胞の群れからなると述べた。しかし，細胞が集まってもそれだけでは組織を形成できない。

　それらの細胞をとり囲んで一つにまとめる役目をしているのが**細胞間物質**である。細胞も細胞間物質も肉眼では十分に見ることができないミクロの世界であり，顕微鏡で拡大しなければ組織の様子はわからない。野菜と肉は色，味，香り，かたさ，

もっている栄養素の違い，など食品としては比べものにならないくらい大きく異なっているが，野菜も肉もどちらも基本的には細胞と細胞間物質から成り立っている。

4 細胞の構造
基本的には植物も動物も同じである

　野菜も肉も細胞は脂質二重層の**細胞膜**で包まれており，細胞の中にはどちらにも**核**と**細胞質**（核以外の細胞内物質をまとめていう用語）が存在している。細胞質には**細胞小器官**が含まれており，小胞体やゴルジ体，ミトコンドリアなどは動物も植物も共通してもっている細胞小器官である（図1-2）。そのほかに細胞はそれぞれの組織の働きに必要な特殊な細胞小器官をもっている。それらがいろいろな食品を特徴づけているといえよう。

　では，野菜と肉の組織は実際にどう違うのだろうか。次に食

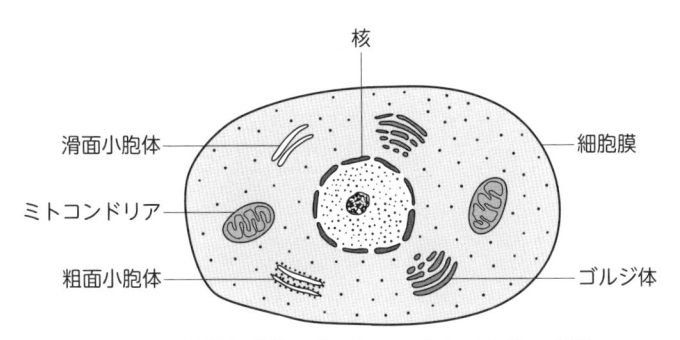

図1-2　動物と植物に共通してみられる細胞の構造

(1) **アスパラガス茎の先端部分**
〔光学顕微鏡像, ×70〕

先端の細胞は盛んに分裂しているので, 細胞は小さく染色性に富んでいる。細胞内が白く見えている部分は液胞である。
四角に囲んだ部分を(2)で拡大している。
(田村咲江監修：食品・調理・加工の組織学, p.63, 学窓社, 1999)

(3) **鶏胸肉の筋肉を横切りにした図**
〔光学顕微鏡像, ×320〕

縦に長い筋細胞（筋繊維ともいう）(M) が束のようになって筋肉を構成している。
写真はその断面を示している。筋細胞を取り囲んで白く見えている部分は筋内膜 (E) である。

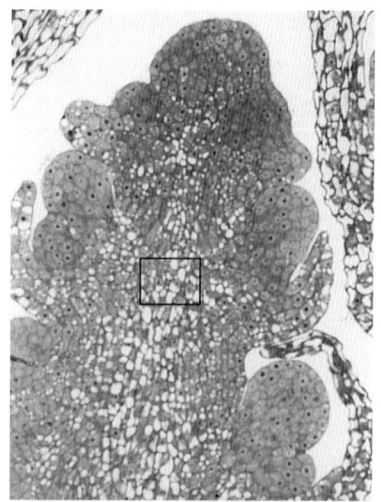

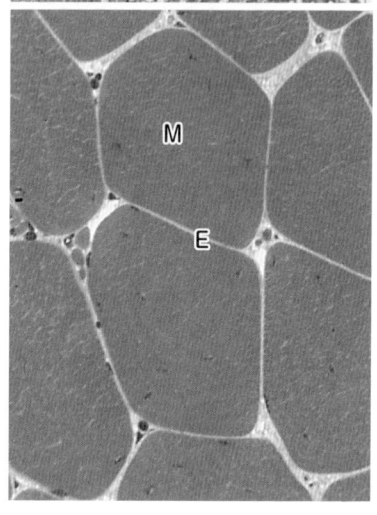

写真1-1　アスパラガスの先

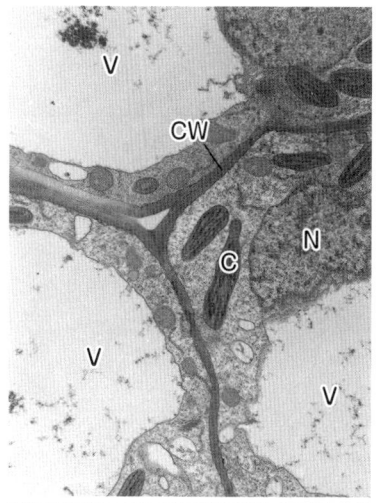

(2) 図(1)で四角に囲んだあたりの組織
〔透過電子顕微鏡像, ×5,440〕

細胞内には核（N）があり，細胞小器官も豊富で若い細胞であることがわかる。この時点でも液胞（V）がかなり大きく細胞の中央部に存在しているが，植物が成長して細胞が成熟するとさらに液胞が大きくなる。

アスパラガスの茎は太陽に当たるために葉緑体（C）が多く存在している。
CW：細胞壁

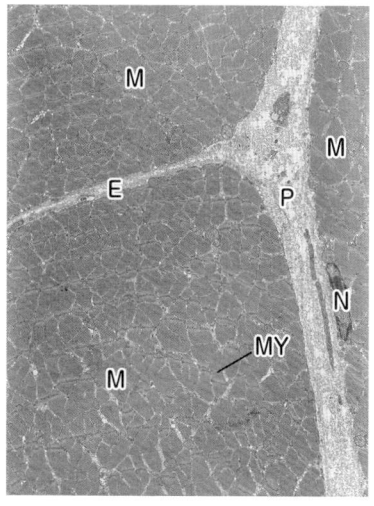

(4) 鶏胸肉の横断面
〔透過電子顕微鏡像, ×4,000〕

筋細胞（M）の中には筋原繊維（MY）が詰まっており，他の細胞小器官はごくわずかである。

核（N）は細胞の周辺部に追いやられている。

筋内膜（E）で接着された筋細胞は，さらに筋周膜（P）で束ねられる。

分と鶏胸肉の筋肉部分の比較

品の組織の例をあげて具体的に考えてみよう。ここでは，緑色をした野菜の一例としてアスパラガスの茎の先端（茎頂部）のやわらかい組織と，肉の一例として鶏胸肉の筋肉組織の横断面を示した（写真1-1）。組織を概観するために視野の広い光学顕微鏡写真を左頁に示し（写真1-1(1),(3)），右頁には細胞の内部の微細構造がわかる倍率の高い透過電子顕微鏡写真を示した（写真1-1(2),(4)）。(2)の写真は，(1)の四角で囲んだあたりの組織を電子顕微鏡で観察した写真である。それぞれの写真の拡大倍率は，写真説明のところに（×倍率の数字）で示した。

光学顕微鏡写真では広い範囲の視野を見ることができるが，倍率が低いため組織の詳細や細胞の内部の様子はよくわからない。しかし，いきなり拡大倍率の高い電子顕微鏡で見ても，どの部分を見ているのか見当がつかず，また間違った部分を見て判断することにもなりかねない。そのため光学顕微鏡観察であらかじめ位置の検討をつける必要がある。

では，透過電子顕微鏡でそれらの詳細を見てみよう。写真（写真1-1(2),(4)）のそれぞれに3つ細胞が接着した部分を示している。まず，細胞の内部を見よう。写真1-1(2)のアスパラガスでは，核（N）のほかに葉緑体（C）と液胞（V）がはっきりと見られる。(4)の鶏胸肉は筋細胞（筋繊維ともいう）を横切りにした断面（横断面）を示している。小さく見える核（N）が細胞膜のそばにあり，筋細胞（M）の中には運動時に筋肉が縮んだり緩んだりするのに必要な筋原繊維（MY）が紙面に垂直にぎっしり詰まっている。どの細胞にも共通した核やいくつ

かの細胞小器官のほかに，細胞質の中身がアスパラガスと鶏肉の細胞でこのように違うのは，それぞれの細胞が担っている役割が違うためである。

言いかえると，それぞれの組織は，その役割を果たすために特徴のある道具（細胞小器官）を備えた細胞群からなっているのである。

5　細胞間物質の正体
植物と動物で大きく異なっている

細胞をとり囲んでいる外部の構造に注目してみよう。細胞がバラバラにほぐれないように細胞同士を接着して束ねる働きをしているのが細胞間物質で植物と動物では大きく異なっている。

アスパラガスの場合，細胞と細胞の間には一段と濃く染まってみえる細胞壁（CW）が存在している（写真1-1(2)）。細胞壁はセルロース微繊維などがペクチンで接着されて壁となって細胞をとり囲んでいるもので，組織を堅固に固めている。この細胞壁が植物の組織にかたさを与えているのである。植物は動物のような骨格をもたないので体全体の組織を固めて地上に身を立てなければならない。また，ダイコンのような根の部分は地上部を地下で支えるためにかたくなければならない。陸上に生存する植物はかたい細胞壁を獲得したので，その結果動く機能を失ったと考えられる。

一方，鶏胸肉では，細胞間にある筋内膜はコラーゲン繊維を

基質がとり囲んでできたやわらかい膜である（写真1-1(4)）。いくつかの細胞の束をさらに同様の成分からなる筋周膜がとり囲んでいる。動物は体を支えるための骨格をもっているので身体全体の組織を固める必要がない。さらに筋肉は収縮したり，緩んで休みの状態に戻ったりして運動しなければならないので細胞間物質はやわらかい状態であることが必要なのである。

　これらの筋肉をとり巻く細胞間物質はどこでつくられているのであろうか。細胞間物質の主成分であるコラーゲンは，筋繊維の周辺にある繊維芽細胞がつくって細胞外に分泌しているものである。

　ちなみに，動物の体を支えている骨も主に細胞間物質からなっている。骨には，引っ張りに強いコラーゲン繊維と圧縮に強いヒドロキシアパタイトというリン酸カルシウムの結晶がほぼ等しい体積で含まれている。骨の中にはそれらをつくって外に分泌する細胞が存在していて，コラーゲン繊維は繊維芽細胞でつくられ，ヒドロキシアパタイトは骨芽細胞でつくられる。すなわち，これらの細胞は自分でつくった細胞間物質に埋まっているのである。

　植物の場合は，後の章で詳しく述べるが，ふつうに多く存在する柔細胞が細胞壁を構成する成分を細胞外に放出している。

　以上のことから，食べたとき生の野菜はかたく歯切れがよいが，生の魚や肉の筋肉はやわらかくしなやかであるのも，生物本来の生育環境や生存の機構と無関係でないことがわかる。同じ種類の食品でも，生育状態や生存年齢が異なると食品としての用途や評価が異なる。その例をあげると，同じ筋組織でも獣

肉と魚肉ではかたさが違い，また同じ鶏肉でも若鶏と老鶏では細胞間物質の状態の相違でかたさに違いがある。したがって，食品の適切な利用を考える場合，生物体としての種の特徴や生育環境，生の営みの状態などを理解して，組織の構造にも目を向ける必要があるわけである。

6 組織の構造と調理
調理・加工により変化する

　人類は古くから食品を調理しておいしく食べやすいように工夫してきたが，その方法も多様である。調理・加工では切断や加熱，冷凍のような物理的操作や調味料を加えるような化学的操作を行うが，それらの操作が食品の口ざわりに変化をもたらすことになる。このことは，食品の組織の状態が変化していることが大きく関係している。たとえば同じ食品でも，魚肉とすり身だんご，マッシュポテトと加熱前にいもをすりおろして焼いたパンケーキでは口ざわりが大きく異なったものになる。

　またすりつぶすなど組織を破壊しなくても野菜は加熱するとやわらかくなる。これも，組織構造の変化が関係している。調理はおいしく食べるために組織の状態を変化させる工夫に富んでいて，人類の知恵の結晶であり，すぐれた食文化といえるものである。以下の章では，植物性食品の野菜を主として，その他若干の果物，いも，豆を加えて，生鮮時の組織構造と調理加工後の構造変化について，食品をおいしく食べる観点に立って述べることにする。

第2章に移る前に，これからいろいろな食品の顕微鏡写真をお目にかけるので，それらがどのようなタイプの顕微鏡によって撮影されたか，観察した食品は事前にどう処理されているか，などについて簡単に説明しておくことにしよう。

7　ミクロの世界を見る方法

　私たちは日ごろ食品の形や色を眺めて，大きさや成熟度，鮮度などを判断して大まかに価値判断をしている。しかし，詳細な見分けをするとなるといくら目を凝らして見ても**肉眼の解像力は約 0.1 mm** が限界であるといわれている。解像力は**分解能**ともいわれ，2点が2点に見える最短の距離をいう。

　さらに細部を観察しようとすれば，顕微鏡の助けを借りる必要がある。本書で示した写真はすべて，**光学顕微鏡（生物顕微鏡），透過電子顕微鏡**，および**走査電子顕微鏡**の3種類の顕微鏡を用いて撮影している。顕微鏡は今日多くの種類や機種が開発されて，それぞれ特徴のある機能を誇っているが，これら3種類の顕微鏡は，一般に形態をとらえるために多く使用されている汎用の顕微鏡である。

　ここでは，食品組織を観察するために行った方法を以下に紹介する。まず，写真を撮るために使用した顕微鏡の特徴や拡大して見えるしくみを簡単に説明して，その後に観察する試料の準備のしかたについて述べる。そこに添付した顕微鏡の写真は実際に使用したものではなく，現在市販されている類似のタイ

プの機種をイメージ写真としてあげている。

この説明を読むことで，本書に掲載した写真が示していることに対する理解がいっそう深まることを期待している。

組織学的手法の研究も日進月歩で，今日ではさらに多様な研究法が開発されているので，実際の研究に組織学的手法を利用されたい方は専門書を読むことをお勧めする。

コラム1．光学顕微鏡

（1）特徴と見えるしくみ

光学顕微鏡は可視光線を用いて，ガラス製のレンズで拡大して観察する装置である。**分解能は0.2 μm**である。光源からの光線は集光レンズを通って観察物体に当たり，物体を透過した光線を対物レンズで拡大する。その像をさらに接眼レンズによって拡大したものを眼で見る。CCDカメラで像を撮影してパーソナルコン

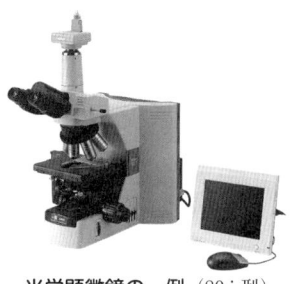

光学顕微鏡の一例（80 i 型）
（写真提供：㈱ニコンインステック）

ピュータにとり込んで写真処理をする。したがって，像には色がついているのが本来であるが，本書ではモノクロの写真を用いている。

透過した光線で物体の**内部構造**を見るので，観察用試料は薄く切らなければならない。さらに構造をはっきりさせるためにあらかじめ色素で染色をする必要がある。

（2）観察用試料の標本作製（前処理）
① 固定する

まず，試料は切り出してすぐに**固定**をする。食品は生きた動植物

であるので少しの時間でも酵素反応などによって細胞レベルで変性するので，構造を安定にするためになるべく早く**固定液**に入れる。固定液はホルムアルデヒドやグルタルアルデヒドなどがよく使用され，それらは人体にとって毒物である。固定することによって，染色もしやすくなる。

② **脱水・包埋**（パラフィンや樹脂に埋め込む）

食品内部の構造を見たい場合は，光線が透るように薄く切る必要がある。食品は水分が多くやわらかいので，そのままでは薄く切ることがむずかしい。食品のそのままの構造を保ったまま，かたさを与えて薄く切るために，食品の水分をアルコールに置き換えて脱水し，その後さらにパラフィンや樹脂に置き換える操作を行って固める。

③ **薄切と染色**（薄く切って染める）

次に，包埋試料をミクロトームで $1 \sim 10\,\mu m$ の厚さに切って切片として，スライドグラスに載せる。それをいろいろな色素液で構造がわかりやすいように染色する。それに封入剤を載せて，カバーグラスをかけて観察する。

本書に掲載した光学顕微鏡写真は，透過電子顕微鏡観察用に用意した包埋試料をガラスの手割りナイフで $1 \sim 2\,\mu m$ の厚さに切って，トルイジンブルー染色を施して撮影したものである。

コラム2．透過電子顕微鏡

（1）特徴と見えるしくみ

透過電子顕微鏡は光学顕微鏡とよく似たしくみをもっていて，切片で試料の**内部構造**を観察することができる。違う点は可視光線ではなく電子線を用いることである。したがって，**写真は白黒**でカラー写真は撮れない。

電子線を用いるために格段に高い解像力が得られ，**分解能は 0.2 nm**

程度である。電子線を発生させるためには鏡体内部を真空にしておく必要があり，レンズもガラス製でなく**電磁レンズ**を用いている。

顕微鏡の性能がいくらよくなっても，食品のような水分の多い生物試料では試料作製に限界があり，通常は数千倍から数万倍程度の倍率で観察されている。その場合も観察用試料の準備が重要で，熟練した技術を必要とする。

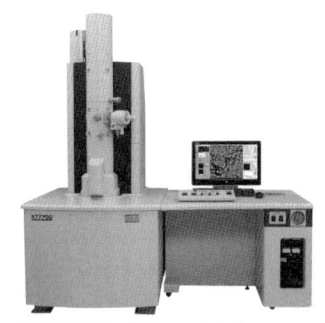

透過電子顕微鏡の一例（H-7650型）
（写真提供：日立ハイテクノロジーズ）

電子線があたる試料は透過が可能なように薄く切らなければならない（超薄切片）。さらに，像の構造（**微細構造**）がよくわかるように電子密度の差をつけるための染色（電子染色）を行う。

（2）観察用試料の作製
① 固　　定
きわめて新鮮な試料を 1 mm³ に切り出して，グルタルアルデヒドと四酸化オスミウムの二重固定をする。このような固定液に浸す方法を化学固定という。

② 脱水・包埋
エチルアルコールの濃度を次第に濃くした液を通して 100%アルコールに浸して脱水する。次に，樹脂を溶かす溶媒の酸化プロピレンに置換した後，樹脂に浸してしみこませた後に重合させて固める。

③ 超薄切片の作製
ダイヤモンドナイフを用いてウルトラミクロトームで約 50 nm の厚さの切片を切り出し，水に浮かべて延ばして銅製のグリッドにすくい取る。

7　ミクロの世界を見る方法

④ **電子染色**

酢酸ウラニルとクエン酸鉛で二重染色を行う。

⑤ **カーボン蒸着**

電子線で試料が破損しないように薄いカーボンの膜をかぶせる。

(3) 凍結割断ディープエッチング法

一般的な観察試料作製は(2)の方法で行うが，本書では特殊な方法である凍結割断ディープエッチング法による観察結果も記している。その方法については、第2章12, p.38に記述した。

コラム3．走査電子顕微鏡

(1) 特徴と見えるしくみ

走査電子顕微鏡は電子線を用いること，電磁レンズを使用すること，したがって**白黒の像**が得られることなどは透過電子顕微鏡と類似しているが，透過電子顕微鏡のように切片で内部構造を見るのではなく，**試料表面の構造**が見られる顕微鏡である。

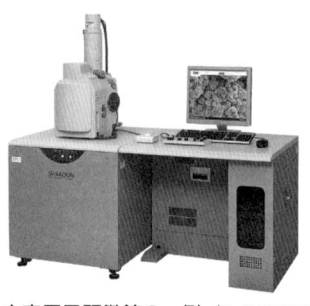

走査電子顕微鏡の一例（S-3400N型）
（写真提供：日立ハイテクノロジーズ）

走査電子顕微鏡のしくみは，電磁レンズで細く絞られた電子ビームを試料に照射して試料の表面近くから発生する二次電子を検出し，走査信号に変えて連続的に集めて像を形成させ，ディスプレイに**立体画像**を映し出すものである。

像は虫めがねで拡大したように試料の表面の構造を示している。

観察は30倍程度の低倍率から数十万倍の倍率まで機器としては可

能であるが，透過電子顕微鏡と同様に試料作製上の限界があり，通常は2万倍程度までを用いている。

観察の際には高真空ばかりでなく，試料の周辺を**低真空モード**に切り替えるタイプの走査電子顕微鏡もある。その場合は観察試料が水分を含んだままで見られるので，食品の観察などに多く使用されている。

(2) 観察用試料の作製
① 低真空モードで観察する場合
試料を切り出し，見たい表面を上にして**木工ボンドを塗った試料台に載せる**だけで完了。含水試料は試料台を-10℃前後に冷却するとよい像が得られることがある。

② 高真空モードで観察する場合
次の工程を経て保存性の高い観察用試料を作製する。
1. 固　　定
2. 導電染色
3. 脱　　水
4. 乾燥（凍結乾燥，臨界点乾燥など）
5. 金属コーティング

第2章
野菜をミクロの眼で見る(1)
―― 野菜の主要部分は柔組織

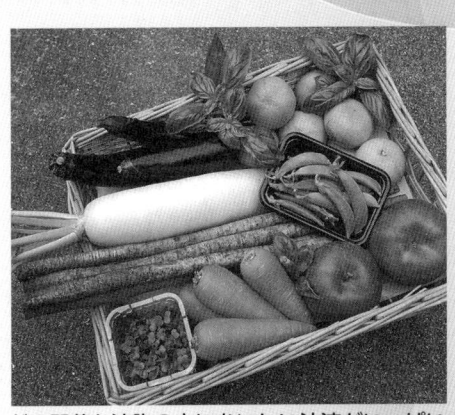

どの野菜も液胞の中においしい汁液がいっぱい

1 はじめに

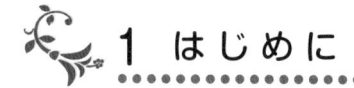

野菜とはどんなものか

まず**野菜の定義**であるが，広辞苑に，「野菜は生食又は調理して，主に副食用とする草本植物の総称。食べる部分により，葉菜あるいは葉茎菜・果菜・根菜・花菜に大別。芋類・豆類はふつう含めない。青物。蔬菜。」と記載されている。しかし，「日本食品標準成分表2010」(以下，食品成分表と略す)では，豆であってもサヤインゲンやエダマメのように未熟な緑色のサヤやマメを食べる段階では，水分が多くやわらかいので野菜の仲間に入れられている。

野菜は**種類**がきわめて多いのが特徴である。食品成分表に収載されているものだけでも158種類もあるが，近年は海外からの新しい野菜が日本に多く入ってきているので，店頭にはもっと多くの種類が並んでいることだろう。

野菜は，一般の植物と同様に生物学の分類ですべて分類されている。大きな分類から次第に細かく分類されており，**界・門・綱・目・科・属・種**の順に細分される。

ここでは，ダイコンを例にとって分類してみよう。ダイコンは，植物界，被子植物門，双子葉植物綱，ケシ目，アブラナ科のダイコン属に属し，種もダイコンである。さらに，ダイコンのなかには宮重大根，練馬大根，聖護院大根など，多くの**栽培品種**があり，実際にはこれらの**品種名**のついたダイコンを食している。世界的に通じる**学術名**はラテン語かギリシャ語でつけ

られ，植物学の父として有名なリンネによってダイコンは *Raphanus sativas* L. と命名されている。

　地球上で初めて生息した時期の種を原種といい，それが自生していた地域を原産地という。ダイコンの場合，その地域はヨーロッパの地中海東部といわれているが異説もある。ダイコンが中国を経由して日本に伝わったのははるか昔のことである。

　その後今日に至るまで，日本人はおいしく食べられる部分，すなわち食用部分の価値をいっそう高めるために品種改良をたゆまなく続けて，今日私たちが利用する品種のダイコンとなったのである。野菜のそれぞれに，私たちの食卓にのぼるまでの歴史があることに思いをはせることも味わい深いものである。

2　野菜に含まれる成分の特徴

　野菜に含まれる成分にはどのような特徴があるのだろうか。野菜は植物性食品のなかでも穀類やいも類，豆類などと違って水分が多く，そのほとんどを占めている。ダイコンの通常食べる根の部分の場合，食品成分表によるとその94.6％は水分である。結球葉のレタスはさらに多く95.9％が水分である。したがって野菜はエネルギー源食品としての役割は小さい。しかし，ビタミンや無機質の給源として欠かすことのできない食品である。また，栄養素ではないが難消化性多糖であるセルロースやペクチンを含み，健康生活に必要な食物繊維のよい給源で

ある。さらに種類の多いポリフェノール物質やカロテノイド，その他多くの有効成分が含まれており，それらの抗酸化作用が健康維持に役立つとされている。

3 野菜とおいしさの関係

私たちの食事は栄養補給ばかりでなく，おいしいものでなければならない。おいしい食事は私たちの心を癒し，リラックスさせてくれるものである。食事のなかで野菜は**おいしさ**においても大きく貢献している。おいしさは色や形（視覚），におい（嗅覚），音（聴覚），味（味覚），口ざわり（触覚）の五感で感知されて総合判断されるものであるが，野菜はおいしさを感じさせる要素を多くもっている（図2-1）。

視覚的には葉緑素・カロテノイド・アントシアンなどの色素

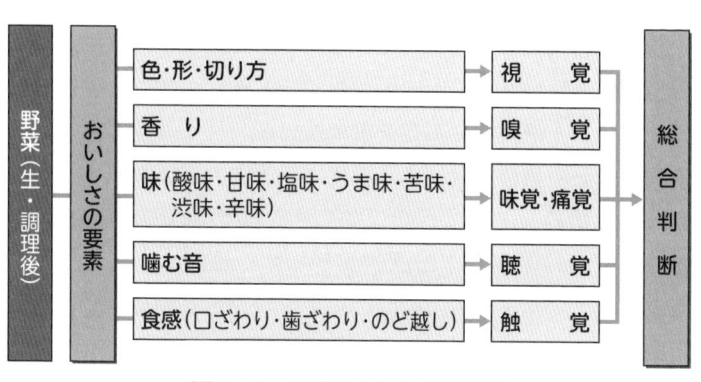

野菜（生・調理後）	おいしさの要素		
	色・形・切り方	→ 視　覚	総合判断
	香り	→ 嗅　覚	
	味（酸味・甘味・塩味・うま味・苦味・渋味・辛味）	→ 味覚・痛覚	
	噛む音	→ 聴　覚	
	食感（口ざわり・歯ざわり・のど越し）	→ 触　覚	

図2-1　野菜とおいしさの要素

の存在の有無で緑，赤，橙，黄，白，紫などの美しい色彩を野菜はもっており，食材の組み合わせをよくすることによって見るからにおいしそうになり，食欲をわかせることができる。

嗅覚(きゅうかく)を刺激する成分として野菜は多数の揮発性成分を含み，その種類と含有量によりそれぞれの野菜特有の香りを形成して，好ましさを与えている。一方，香りは人によっては野菜嫌いの原因ともなっているようである。

味覚で感知できる野菜の味は，主として糖類・有機酸・グルタミン酸その他のアミノ酸などの相互作用によるもので，全体としてまろやかな味を形成している。さらに独特の個性をもつ野菜としてゴーヤやフキノトウのように微量の苦味の成分を含有するものもあるが，それも食べ慣れると好まれるようになる。トウガラシなどの辛味成分は痛覚を刺激して食べ慣れると食欲をわかせるものである。漬物類に用いる食塩も，発酵によって生じた酸味と塩味が相まってよいあんばい(塩梅)の味を野菜に与え，生では味わえないおいしさをもたらすものである。

聴覚からもおいしさは感じられる。生野菜を口にしたときのサクサクという音や，漬物を噛み切るときの音は心地よいものである。

残るは**食感**（テクスチャー）であるが，口腔内で感じる食べ物の物理的感覚もおいしさを大きく左右するものである。みずみずしい生野菜のパリッとした歯ざわりのよさ，しんなりとして歯切れのよい漬物，やわらかく煮えた野菜の煮物など，野菜は適切な調理によってかたさとやわらかさの両方の食感を楽し

むことができる。だから，もしほどよく調味されたおでんのダイコンが半煮えのようなかたさであれば，期待を裏切られて残念に思うだろう。

4 顕微鏡で形となって見えるものは何か
その成分は？

　ミクロの眼で見える組織は，野菜の含有成分やおいしさの要素とどう関係するのだろうか。顕微鏡で観察する試料は標本を作製する段階で水溶液や有機溶媒に浸される。そのため野菜に含まれる成分のなかでも味を感じさせる水溶性の成分や香気成分を溶かしている油分は観察用標本の作成中に流出してなくなり，顕微鏡で見てもその存在を捕えることはできない。

　通常の顕微鏡で見ることのできる成分は，**分子量の大きい物質や結晶**となったものである。量にもよるが，タンパク質やデンプン，細胞壁構成成分のような高分子量物質は，食べた際には口ざわりとして感知される成分で，**口ざわりの要因となる物質が顕微鏡で見ることができる成分**であるといえよう。したがって，顕微鏡で見ることのできる野菜の構造が食べ物の口ざわりに大きく関係するのである。

　油滴も，観察試料の作製方法によっては見ることができる。

5　野菜の構造

どのような組織からできているか

　私たちも含めて**脊椎動物の組織**は、大まかにいうと、体表面や消化管・呼吸器の管系の表面を覆う上皮組織、骨組織・結合組織のような支持組織、筋組織、神経組織などからなっている。

　植物の組織は動物ほど複雑ではなく、骨組織や筋組織、神経組織などに相当するものはもたない。Sachs（1868）の分類によると、**表皮系・基本組織系・維管束系**の3つの組織系からなっているとされている（図2-2）。それらが複合的に集まっ

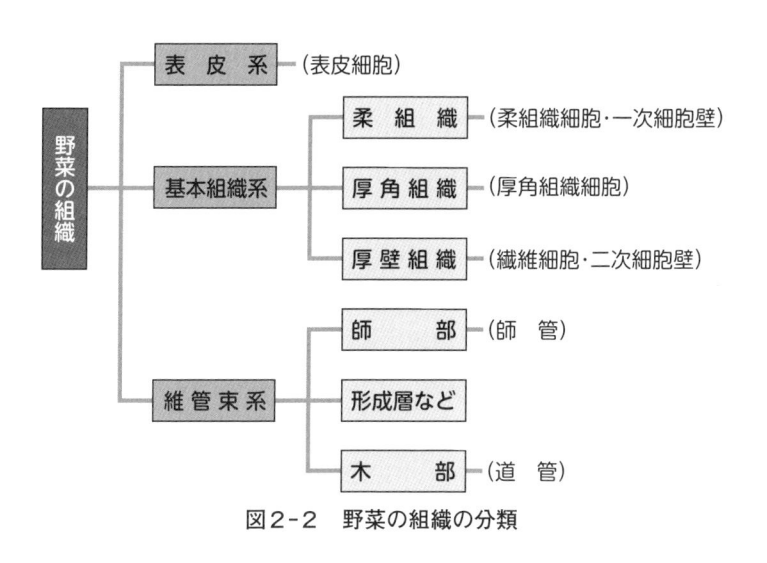

```
野菜の組織 ─┬─ 表 皮 系 ─（表皮細胞）
            │
            ├─ 基本組織系 ─┬─ 柔 組 織 ─（柔組織細胞・一次細胞壁）
            │              ├─ 厚 角 組 織 ─（厚角組織細胞）
            │              └─ 厚 壁 組 織 ─（繊維細胞・二次細胞壁）
            │
            └─ 維管束系 ─┬─ 師 部 ─（師 管）
                          ├─ 形成層など
                          └─ 木 部 ─（道 管）
```

図2-2　野菜の組織の分類

て茎・葉・根などの器官を形成しているのである。

6 柔組織
食用部分のほとんどを占めている

　基本組織系（図2-2）は，先に述べた表皮の内側に存在するもので，柔組織，厚角組織，厚壁組織の3種類の組織からなり，食用とする野菜のほとんどの部分を占めている。なかでも柔組織が最も多く，厚角組織や厚壁組織は通常の食用部分にはあまり多くない。

7 若い細胞
分裂して間に細胞壁を形成する

　柔組織は同じような構造をもつ柔細胞が群れをなして存在するもので，植物の発芽間もないころは細胞分裂によって柔細胞は数を増す。したがって，幼少のころは細胞は小さく，核が大きな容積を占めて存在している。さらに，細胞内の核以外の部分である細胞質は細胞小器官に富んでいる。その例として，ダイコンの種をまいて発芽1週間目に採取したカイワレダイコンの根の部分の柔細胞の透過電子顕微鏡写真を示す（写真2-1）。写真2-1(1)は細胞分裂をして間もない2個の細胞で，細胞間の仕切りとなる細胞壁がつくられている途中の図である。細胞質には数多くのミトコンドリアや粗面小胞体，ゴルジ体が見られ，遊離のリボゾームも散在してきわめて若い細胞であるこ

とを示している。細胞壁はとぎれとぎれで形成途中であることがわかる。

写真2-1(2)は分裂後少したった段階で，完成した細胞壁が見られる。写真左側に見える細胞壁は厚みがあるが，右手に見える細胞壁は薄く，分裂の時期のずれを示している。中央の大きな塊が核で，核小体も存在がはっきりと見られる。このように核や細胞小器官が細胞内を多く占めているのは，植物の場合幼少の時期だけである。成長すると細胞自体がきわめて大きくなるが，それは液胞が巨大になるからで，核やわずかの細胞小器官は細胞壁に押しつけられているようになる。

8 成熟した細胞
巨大な液胞をもっている

植物が成長して肥大した食用部が食べごろとなったときには，細胞内の液胞はきわめて大きくなって細胞中に広がり，おいしい汁液をたくさん蓄えるようになる。液胞の中には野菜の味にかかわる成分や栄養物質など多くの水溶性物質とときには結晶成分が貯蔵されるようになる。赤や紫色をしているアントシアン系の色素も水溶性で液胞に蓄えられている。

ここで，液胞の中に結晶を蓄えている写真を示しておこう（写真2-2）。写真2-2は，イタリア料理でおなじみのハーブの一種であるスイートバジルの葉の柔組織を示している。細胞内には核や葉緑体が見られるが，細胞の中心部は巨大な液胞となっている。その中の2か所に結晶らしき構造物の存在が見え

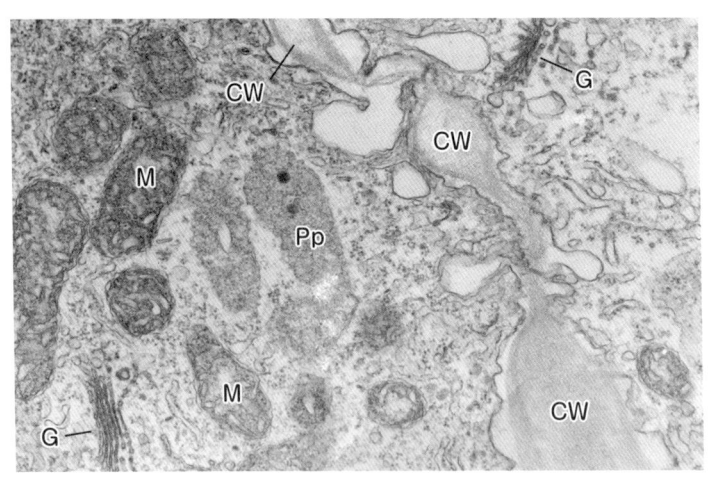

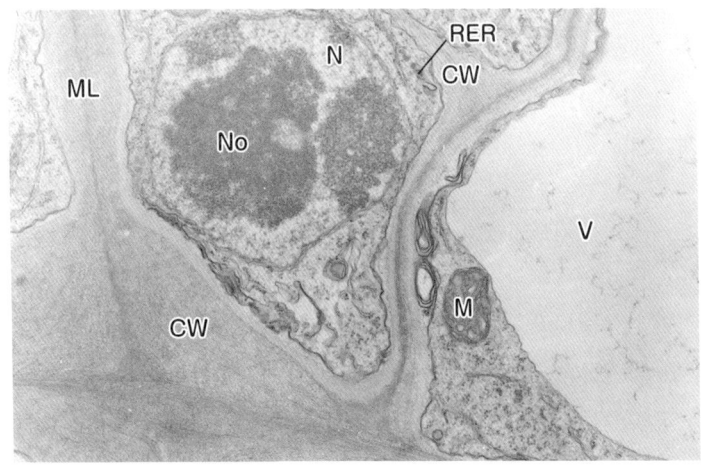

写真2-1　カイワレダイコンの時期の

(1) **細胞分裂の直後に細胞壁を形成している柔細胞** 〔× 8,000〕

　細胞が分裂すると2つの細胞の間に細胞板という新しい仕切りが形成され，それが細胞壁になる。細胞壁の材料は，両側の細胞にあるゴルジ体でつくられた物質が小さな小胞となって細胞外に放出されたもので，細胞壁は細胞外で組み立てられる。
　この写真は，細胞分裂の直後に細胞壁（CW）を形成している2つの細胞を示しており，細胞内にはゴルジ体（G）や小胞体，遊離のリボゾームが多く，盛んに物質合成のための活動をしている。周辺にはそのためのエネルギーを供給するミトコンドリア（M）も多く存在している。写真の中央部には将来葉緑体や白色体に変化する原色素体（Pp）も見られる。

(2) **細胞壁が完成した若い柔細胞** 〔× 10,800〕

　この写真に示す柔組織は，すでに細胞壁（CW）の形成が完了した部分である。細胞壁の中層（ML）もはっきりとわかる。細胞壁の厚みが均一でなく，写真の右側の細胞壁は左側に見える細胞壁より厚みが薄く，後に形成されたものである。核（N）には核小体（No）がはっきりと見える。さらに核の周辺には粗面小胞体（RER）や遊離リボゾームも多く存在して盛んに物質の合成が行われている様子がうかがわれる。しかし，この時期でも切片の位置によっては細胞内にかなり大きな液胞（V）が生じているのがわかる。液胞が大きくなることによって細胞は容積を増し，野菜は肥大していく。
　M：ミトコンドリア

コン根部の柔細胞〔透過電子顕微鏡像〕

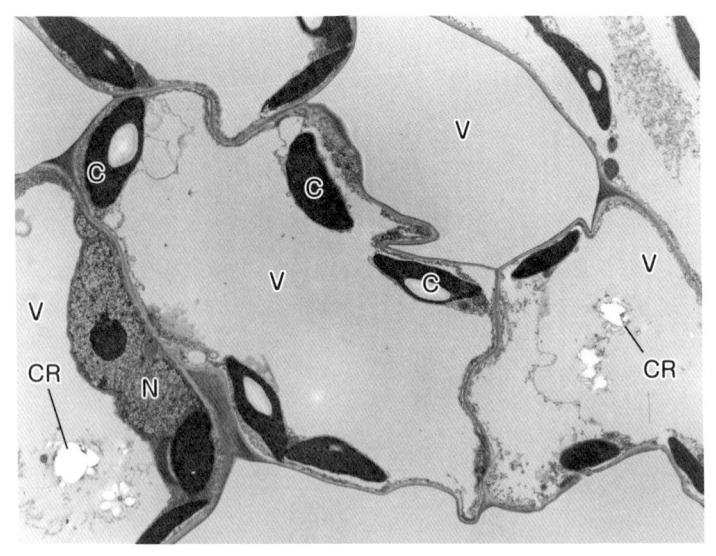

写真2-2　スイートバジルの葉の柔組織
〔透過電子顕微鏡像，× 4,100〕

　細胞の中央部は巨大な液胞（V）が占めている。液胞の中には，シュウ酸カルシウムの結晶（CR）らしきものがしばしば観察される。結晶の中心部分が白く見えるのは，切片から結晶部分がはがれ落ちてなくなっているためである。

　C：葉緑体，N：核

る。これは，おそらくシュウ酸カルシウムの結晶と思われる。

　葉緑体は，この写真のように葉の中には多く存在していて透過電子顕微鏡でなくても光学顕微鏡でその存在が十分に認められる。しかし，葉緑体をもたないダイコンやニンジンなどの根菜類では液胞が極端に肥大して細胞が直径 50 〜 100 μm にもなっているので，切片の光学顕微鏡写真では核や細胞小器官の

存在がほとんどわからなくなる。

　そこで根菜の柔組織の例として，ダイコン，ニンジン，ゴボウの3種類を選んで，まずは光学顕微鏡で観察したものを示す（写真2-3の左頁）。写真2-3(1)はダイコン中央部を横切りにした断面で中心部と表皮との中間に相当する部分（木部柔組織）を，写真2-3(3)はニンジンの表皮から5mmほど内側に入った皮層（赤い部分）の横断面を，そうして写真2-3(5)はゴボウの髄部（ずい）を縦切りにした断面を示している。ゴボウの細胞はゴボウ髄部の伸張方向に縦に長い細胞である。3種類の野菜のどの細胞も輪郭のみが存在して中は空っぽのように見えるが，実際はどうなっているのであろうか。

　イギリスのロバート・フックが1663年にコルクの断面を顕微鏡で見て，蜂の巣状の構造を見いだしてcell（セル）（小さい部屋の意）と名づけた。これによって，フックは世界で初めて細胞を発見した人物であるとされているが，実は細胞ではなく細胞壁を見ていたと後年わかった。長い間，細胞壁の存在は知られず，細胞壁を細胞膜と記述していた。1950年以降，透過電子顕微鏡が生物分野の研究に使用されて初めて細胞壁の存在が確認されたのである。光学顕微鏡と電子顕微鏡の分解能の違いがうなずける話である。**分解能**とは解像力のことをいい，2つの点が2つに見える最短の距離で示される。

　3種類の野菜を透過電子顕微鏡で観察すると，野菜はコルクと違って生きている組織からなっているので，細胞壁のほかに細胞内に少量ではあるが細胞小器官や核が存在するのがわかる。

(1) **ダイコン根部の柔組織**〔×120〕

細胞壁が細胞を取り囲み，細胞内はほとんどが液胞で占められている。

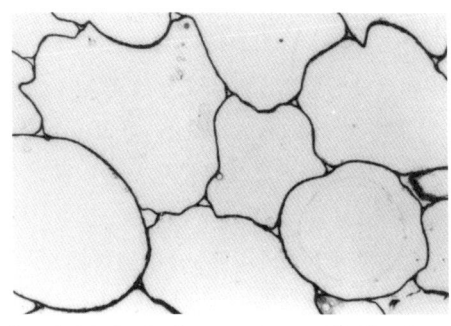

(3) **ニンジン根部の皮層（外側の赤みの強い部分）の柔組織**〔×125〕

ダイコンより細胞は少し小さいが，細胞の内部は同じように液胞がほとんどを占めている。

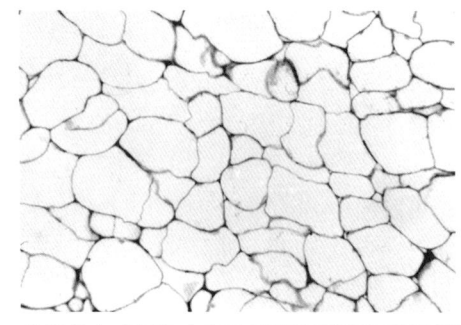

(5) **ゴボウ根部の髄を縦切りしてみられる柔組織**〔×125〕

細胞は根の成長とともに縦に伸びて，縦長い形をしている。写真の右側に見えるのは維管束の道管を縦に切った像である。

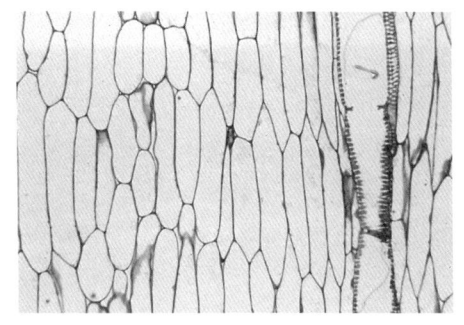

(注)(1)，(3)，(5)は光学顕微鏡写真，(2)，(4)，(6)は透過電子顕微鏡写真

写真2-3　各種野菜の食用

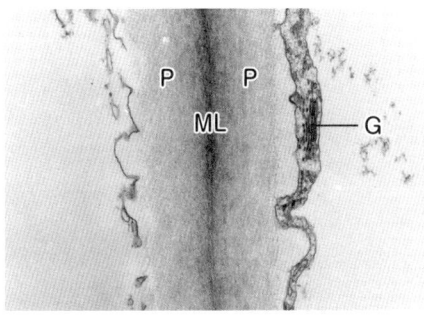

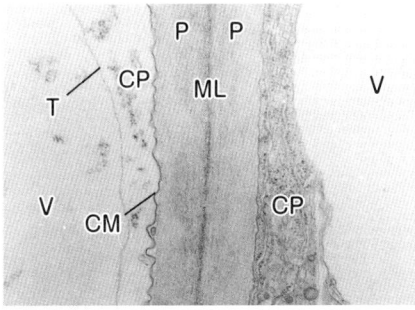

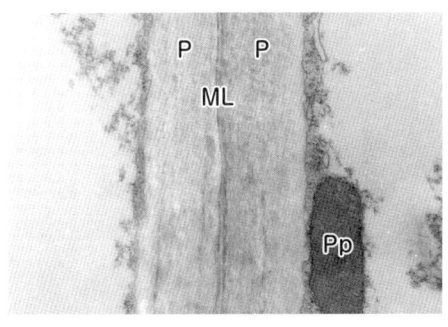

(2) **ダイコン根部の細胞壁**〔× 15,200〕

中央が細胞壁で，両側に細胞がある。それぞれの細胞の一次細胞壁（P）が中層（ML）でぴったりとくっついている。細胞壁に接したところにゴルジ体（G）など細胞小器官が少し見られる。

(4) **ニンジン根部の細胞壁**〔× 12,800〕

ダイコン細胞壁とほぼ同じ。右側の細胞の細胞小器官がやや豊富に見えている。一次細胞壁（P）の左側に接して細く線のように見えるのが左側の細胞の細胞膜（CM）。CP：細胞質，T：液胞膜，ML：中層，V：液胞

(6) **ゴボウ根部の細胞壁**〔× 13,900〕

ダイコンに比べて一次細胞壁（P）の層状構造が明確で全体的に頑丈にできているように観察された。右側の細胞内に見られる楕円状の構造物（Pp）は原色素体の一つである。
ML：中層

にみられる柔組織と細胞壁

8 成熟した細胞 33

光学顕微鏡は，分解能は低いが今日でも利点があり，広い視野の組織を見渡して目的とするものの位置づけをすることができる。したがって，両方を合わせて考察することが得策である。

9　柔組織の一次細胞壁
中層で接着されている

　写真2-3の右頁の写真2-3(2), (4), (6)は，左頁に光学顕微鏡で示したダイコン，ニンジン，ゴボウのそれぞれの柔組織に見られる細胞壁の透過電子顕微鏡写真である。細胞壁の両側が隣り合う2つの細胞で，細胞壁に沿って少量の細胞小器官が見られる。細胞壁は**中層**（中央の濃い部分）でぴったりと接着されているので，光学顕微鏡像では1枚の壁のように見えるが，実は細胞壁は2枚あり，それぞれ両側の細胞が分泌した物質で細胞外に生成されたものである。このそれぞれの細胞壁を**一次細胞壁**という。二次細胞壁については厚壁組織の項で述べる。私たちは日ごろやわらかくおいしい野菜を食用としているが，野菜の大部分は柔組織が占めるように品種改良されているのである。したがって，この一次細胞壁がほとんどで，単に細胞壁といえば一次細胞壁を示すことが多い。動物の肉などとは違って，生の野菜を食べるとかたさを感じるのは，この細胞壁で組織全体がしっかりと固められているためである。

10　細胞壁の構成成分

　細胞壁と中層はどのような成分でつくられ，どのような構造をしているのであろうか。細胞壁を構成する高分子は表2-1に示すような多種類の成分からなっている。大きく分けると**結晶性の繊維**とその間を埋めるように存在する**非結晶性のマトリックス成分**からなっている。

　結晶性の繊維は直鎖状をしたセルロースの分子が約40本平行に集まって，水素結合により強固に結合して1本の繊維となったもので，**セルロース微繊維**（セルロースミクロフィブリル）

表2-1　細胞壁を構成する高分子量物質

相	構 成 物 質	成　　　　　分
結晶性の繊維	セルロース微繊維	セルロース
非結晶性のマトリックス	架橋グリカン	キシログルカン，グルクロノアラビノキシラン，マンナン
	ペクチン	ホモガラクツロナン，ラムノガラクツロナン
	タンパク質と糖タンパク質	ヒドロキシプロリンに富むタンパク質，各種の酵素
	リグニン	架橋結合したクマリルアルコール，コニフェリルアルコール，シナピルアルコール

（Molecular Biology of The Cell, Fifth *Ed.*, p.1199，2008 より，一部改変）

と呼ばれる。セルロース微繊維は細胞壁の引っ張り強度を大にしている。

　非結晶性のマトリックス成分はこのセルロース微繊維の間にあって網目構造を形成するもので，その成分は種類が多く，野菜の種類によってもその構成割合が違っている。大きく分けると架橋グリカン，ペクチン，タンパク質，リグニンなどがある。**架橋グリカン**は水素結合によりセルロース微繊維とつながれて網目構造を形成して張力をもたらすといわれている。**ペクチン**は，マトリックス成分のなかで大量に存在する酸性多糖類で，カルシウムのような金属イオンにより分子同士が架橋結合をしてゲル状になってセルロース微繊維を埋め込み，細胞壁を固めている。ペクチンはセルロース微繊維と架橋グリカンの網目構造とは別にセルロース微繊維の間に網目構造を形成して圧縮に強い働きをしている。**タンパク質**および**糖タンパク質**は細胞壁の乾燥重量の約5～10%程度含まれており，ヒドロキシプロリンに富む細胞壁特有のエクステンシンという構造性のタンパク質のほかに，いろいろな酵素の主体となって細胞壁の中に存在する。

11　細胞壁のモデル

　細胞壁の構成成分が細胞壁内でどのようなミクロの立体構造をしているかについては，何人かの研究者の発表したモデルがある。ここでは，**カルピタらのモデル**を図2-3に示す。この

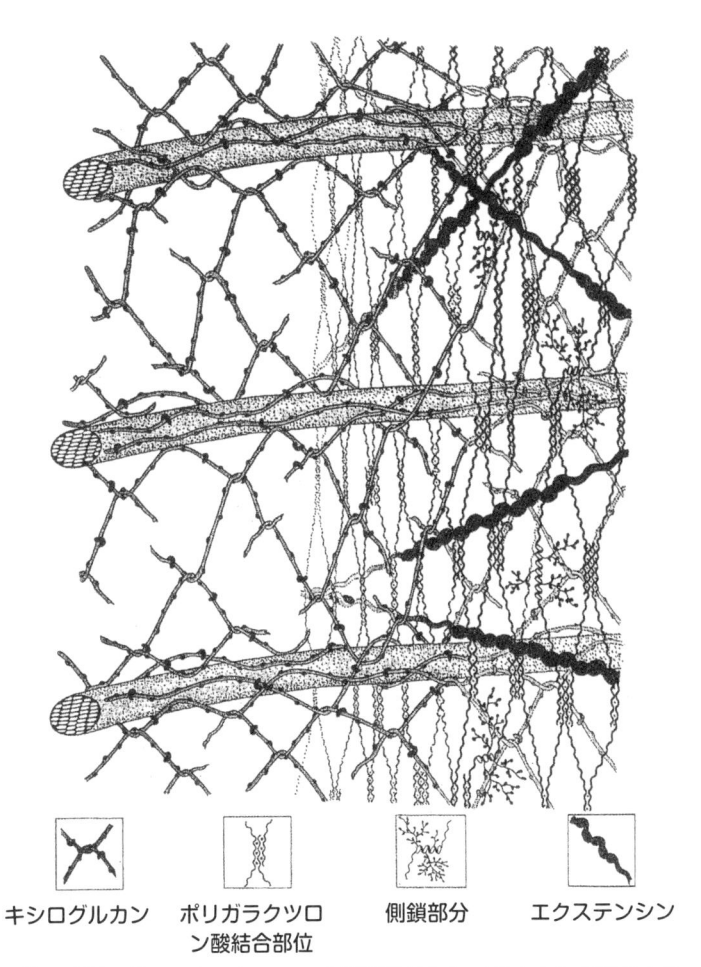

キシログルカン　ポリガラクツロ　　側鎖部分　　エクステンシン
　　　　　　　ン酸結合部位

　横に平行に並ぶ3本のセルロース微繊維にキシログルカンが緩やかに結合し，ポリガラクツロン酸（ペクチン）が間を埋めている。
　エクステンシンというタンパク質も間を縫うように存在する。

図2-3　被子植物の一次細胞壁のモデル
(Carpita, N.C. and Gibeaut, D.M.: *Plant J.*, **3**, 1 ~ 30, 1993)

図では3本の太いセルロース微繊維が横に並び，キシログルカン（ヘミセルロース）が緩やかに結合している。それらとは別にガラクツロン酸が数多く結合して長い分子となったポリガラクツロン酸（ペクチン）が間を埋めている。この図ではペクチンはレースのカーテンのように縦方向に並んで描かれている。こうしてペクチンはセルロース微繊維やキシログルカンとは別に充填剤のような存在で細胞壁を固めているのである。ペクチンは Ca^{2+} の存在により他のペクチン分子とくっついたり，小枝のような側鎖をつけたりしている。

再び表2-1に示す成分にもどる。**リグニン**は木質化した部分の細胞壁に含まれているが，成長の終わった柔細胞の細胞壁にも蓄積されているようである。

中層は隣り合った一次細胞壁を接着する部分である。その成分については詳細な記述をあまりみないが，ペクチンに富んでいるとされている。

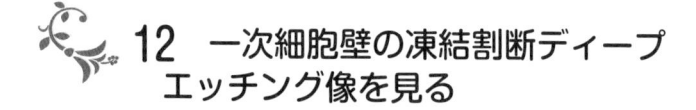

12 一次細胞壁の凍結割断ディープエッチング像を見る

細胞壁を構成するセルロース微繊維は電子染色ができないので，これまで示した写真ではその存在を見ることができなかった。そこで，試料のつくり方を**凍結割断ディープエッチング法**に変えて観察することにした（写真2-4）。この方法は，まず試料を-268℃の液体ヘリウムの中で瞬間凍結させて，それを

真空装置の中に入れて剃刀で削って観察面を出す。さらに真空中で－90℃で10分ほど放置して表面の水分を昇華させて内部構造を露出させる。その表面へ白金とカーボンの微粒子を高温で吹きつけて厚さ2～3nmの蒸着膜のレプリカをつくる。その後，試料自体は薬品で溶かして除去して，残ったレプリカを透過電子顕微鏡で観察するという方法である。

　写真2-4(1)は生のニンジン皮層部の細胞壁を直角の方向に切った断面である。細胞壁の中央に中層があり，その両側にある一次細胞壁は層をなしてぴったりとくっついて2つの細胞間の仕切りとなっているのがわかる。写真2-4(2)は一次細胞壁を斜め切りにした面を見せている。繊維状のものが無数に見られるが，これがセルロース微繊維である。白く丸く点状に見える部分はセルロース微繊維の断端である。もっと広い視野でみるとその断端が層をなして並んでいて，セルロース微繊維は方向を少しずらして幾重もの層になっていることがわかる。この**交差多層構造**は細胞壁に力が加わっても容易には破れにくい構造である。

　写真2-4(2)で見られるセルロース微繊維の間には小さな粒状に見える物質が間を埋め尽くすように詰まっている。これがペクチンを主とするその他の構成成分で，ここでは真空中で水分を昇華させたので脱水されて粒状に固まっているが，実際には水を含んでゲル状となってセルロース微繊維を塗り固めている，と考えられるものである。**ペクチンは中層に多いと一般に知られているが，一次細胞壁の中にもしっかり存在して，細胞壁を固めている**ことがよくわかる。

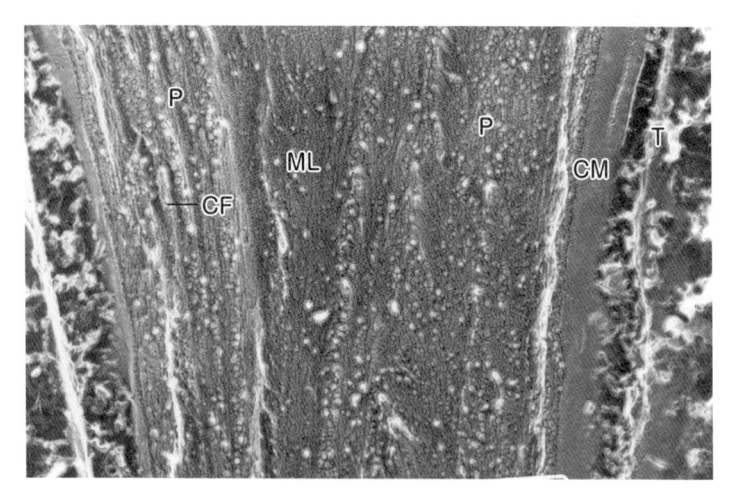

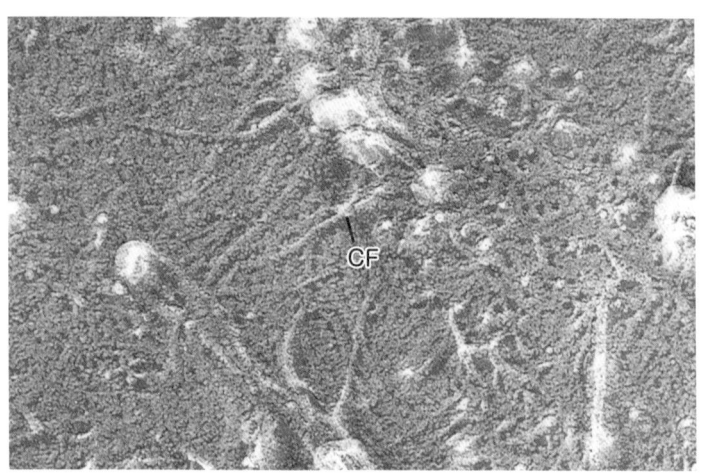

写真2-4 ニンジンの皮層部柔組織（赤味の強い
〔透過電子顕微鏡写真〕

(1) **細胞壁を直角の方向に切った断面**〔× 39,000〕

　画面の中央に細胞壁が画面に垂直にあり，その左右に細胞がある。細胞の中には液胞を包む膜であるトノプラスト（T）の断面が見えている。さらに細胞壁に張りつくようにして細胞膜（CM）があり，ここでは細胞膜の面を細胞の内側から見ている。

　細胞質や液胞の中は水分が多いので，エッチング中に構造物が移動して，細胞内の正確な像の観察はできない。

　細胞壁の断面を見ると，両側に一次細胞壁（P）があり，中央に中層（ML）がある。一次細胞壁の中には縦に繊維状のものが見えるが，それがセルロース微繊維（CF）である。画面で白く点になって見えるものはセルロース微繊維の断端である。

　細胞壁は構造物がぴったりと接着されて頑丈にできている。2枚の一次細胞壁の間には緻密な構造の中層があって，一次細胞壁同士を接着しているのがわかる。

(2) **一次細胞壁を斜めに切断した断面**〔× 117,000〕

　画面の左上から右下の方向に，セルロース微繊維（CF）がほぼ平行に並んだ層が見られるが，その左下側にはセルロース微繊維が斜めに長く存在している。セルロース微繊維の層は角度をずらして何層も重なって，ぴったりとくっついて一次細胞壁を構成している。すなわち，交差多層構造をなしているので，細胞壁は膨圧にも耐えて，容易には破れないようにできている。

　白く点状に見える部分は微繊維の断端である。

　セルロース微繊維のまわりは粉末状に見える物質で隙間なく埋め尽くされている。これはペクチンで，凍結後のエッチングの工程により乾燥して粒子状になっているが，生の柔組織の細胞壁ではペクチンは水分を含んでゲル状になって，セルロース微繊維の間を埋めて固めていると考えられる。

の部分）の細胞壁の凍結割断ディープエッチング像

ニンジン以外の野菜の例として、ダイコンの一次細胞壁の凍結割断ディープエッチング像もご覧いただきたい。巻頭口絵の写真1にはダイコン根部の一次細胞壁を斜め切りにした面を示している。ニンジンの場合と同様であるが、この写真ではセルロース微繊維の**交差多層構造**をいっそう明確に観察することができる。

13　ペクチンを酵素分解すると細胞壁はどうなるか

　ペクチンがセルロース微繊維の間を塗り固めて堅固な細胞壁を形成していることはこれまで示したが、さらに別の写真をあげておこう（写真2-5）。写真2-5(1)は生のニンジンの3つの細胞が接した部分の細胞壁の断面を凍結割断ディープエッチング法で観察している。写真では細胞壁は三叉路のように見えている。3つの細胞の中は液胞が大きく占めており、構造がないので凍結乾燥の状態をしている。

　ニンジンの同じ部位を5mm角に切り、ペクチンを分解する酵素であるポリガラクツロナーゼの液で30℃1時間の処理をしてみた。処理後のニンジン片は親指と小指でつまんで容易につぶれるくらいにやわらかくなっていた。写真2-5(2)は酵素処理をしたニンジンの同じような位置の細胞壁の凍結割断ディープエッチング像を示している。細胞壁はセルロース微繊維がばらばらになって一部はより集まっていて、微繊維の間に

あった粒状の構造は全く失われている。この写真から細胞壁の強度が著しく低下している様子がうかがえる。ペクチンが中層ばかりでなく一次細胞壁のかたさを保つために必要不可欠であることがよくわかる像である。

14 酵素処理してやわらかくした高齢者・介護食品の開発

　人間にとって野菜の摂取は毎日欠かせないものである。ゴボウやタケノコのような昔から親しんで食べてきた食品を食べたいがかたくて噛めない，かといってミキサー食では味気ない，という高齢者や咀嚼困難者の食事の工夫が今日必要とされている。

　この問題を解決するための研究が広島県立総合技術研究所食品工業技術センターで行われた。その結果，ペクチン分解酵素を使用した**凍結含浸法**が確立されている。その方法で処理すると，野菜の形はそのままでスプーンですくえるほどやわらかくなる。凍結含浸法を用いた食品はすでに商品化されて好評を博しているという。

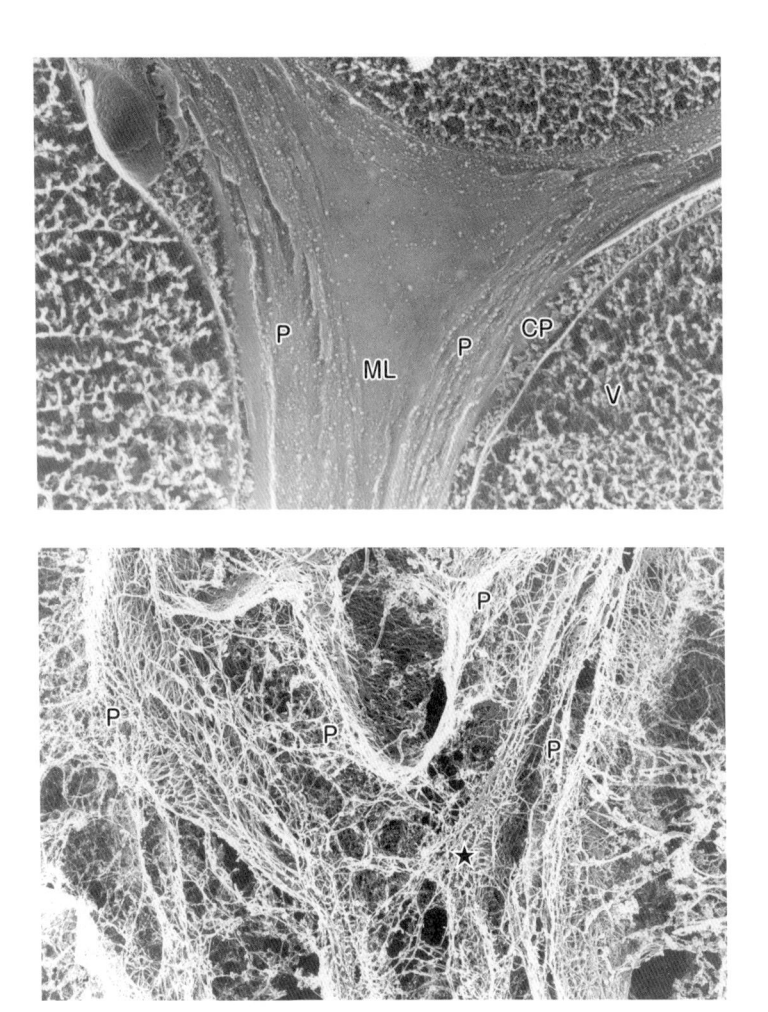

写真2-5　ニンジンの3つの細胞が隣接した部分の細

44　第2章　野菜をミクロの眼で見る(1)

⑴ **生のニンジンの柔組織に見られる細胞壁の凍結割断ディープエッチング像**〔×12,800〕

　3つの細胞が集まった部分で，細胞壁は断面で見て三叉路のように見える像を示している。
　それぞれの細胞の中は細胞質（CP）や液胞（V）が見られ，それらは水分がほとんどで凍結障害を受けて観察不可能である。
　それらに比べて細胞壁は土壁のようにしっかり固められているので，観察されやすい。
　一次細胞壁（P）には，中層（ML）にはほとんど見られない繊維状の物質があって，それらがしっかり塗り固められている。

⑵ **ペクチン分解酵素で処理した生のニンジンの柔組織に見られる細胞壁の凍結割断ディープエッチング像**〔×7,500〕

　ペクチン分解酵素で処理したニンジンは指先で容易につぶれるやわらかさになる。ペクチン分解酵素で処理した細胞壁では，接着の役目をしていたペクチンが低分子化して溶け出してなくなる。そのために，一次細胞壁（P）には残ったセルロースを主とする繊維成分がほぐれたようになって観察され，整然とした細胞壁の形態は全く見られなくなっている。
　中層の部分には，ペクチンが分解された後に若干の物質が残っている（★の部分）。これは，ニンジンの根が木質化してリグニンなどができているためかもしれない。

の凍結割断ディープエッチング像〔透過電子顕微鏡写真〕

コラム4．野菜をやわらかくする凍結含浸法

　高齢者・介護用食品の調製を目的として，広島県立総合技術研究所食品工業技術センターで開発された凍結含浸法は，ペクチン分解酵素を働かせて食品片の形状や風味を保ったまま食品片の中心部までやわらかくする方法である。この方法は，食品を冷凍して内部に氷結晶をつくって，解凍後に減圧して酵素液を浸透しやすくしている。ゴボウ，タケノコ，レンコン，ニンジンなどを味や香り，形状はそのままで歯ぐきと舌で容易につぶれる程度にやわらかくすることができる。

＜処理工程の流れ＞
食品を切断
↓
加熱（ブランチング）
↓
凍結（－20℃）・解凍
↓
酵素を溶かした調味液に浸漬
（袋詰）
↓
真空包装機で減圧
（5分放置）
↓
酵素反応の進行
↓
加熱（酵素反応の停止）

　写真はタケノコの上部を凍結含浸法で処理したものを立てて置いている。タケノコは形状や風味を保ったままで，きわめてやわらかくなっており，カスタードプディングをすくうような感じで，先端部分をすくうことができる。

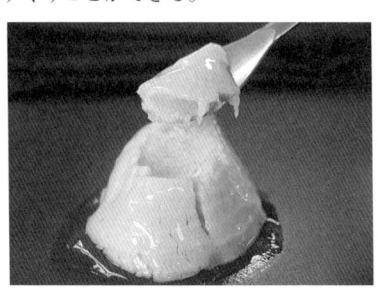

（写真提供：広島県立総合技術研究所 食品工業技術センター 凍結含浸プロジェクトチーム 坂本宏司室長）

15　細胞壁の働き
多様な役割をもっている

　細胞壁はそれぞれの細胞を**保護**する働きのほかに植物にかたさをもたせる**組織骨格**としての役割が大きい。しかし，それ以外にも植物の内部に水分や水溶性の成分を**輸送する通路**としての働きもある。調理の際に，切断した野菜にふりかけた調味料が内部に浸透する場合にも，細胞を一つひとつ通過するばかりでなく細胞壁の通路を通って高速移動していることも考えられる。さらに，細胞壁は**酵素活性**をもって代謝を行ったり，微生物凝集作用をもって**生体防御機構**にも役立ったりしているらしい。

16　原形質連絡
隣り同士の細胞は連絡をとり合っている

　細胞壁にはところどころに横断するパイプ様の構造がみられる（写真2-6）。写真2-6（1）はグリンピースの子葉部に見られる柔組織の一次細胞壁で，一次細胞壁を貫通するようにヒモのような構造物が見えている。写真は50 nm程度の厚みのごく薄い切片を見ているので，斜め切りになってヒモ状構造物が端から端まで貫通している構造はなかなか見られないが，実際には隣り合った細胞間に通じるパイプ状の通路が細胞壁に通っている。この穴は細胞膜で囲まれていて両細胞の細胞質は完全

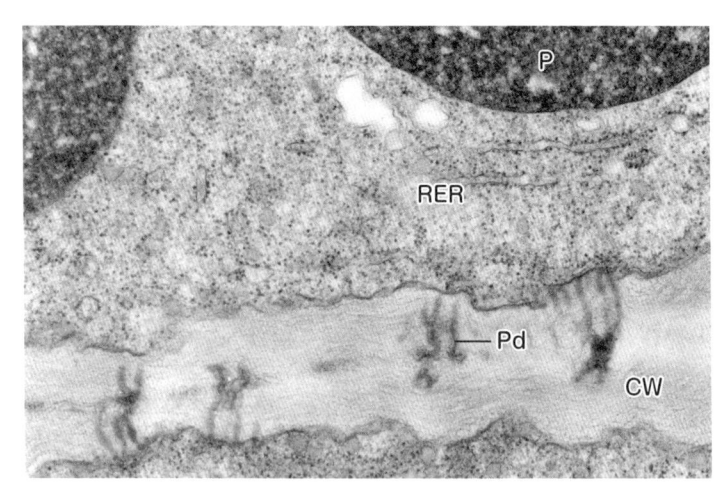

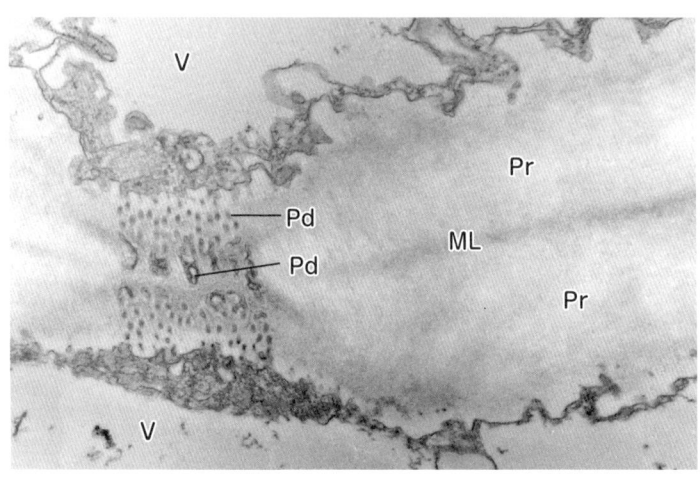

写真2-6 柔組織に見られ

(1) **グリンピースの子葉に見られる原形質連絡** 〔× 21,800〕

　細胞壁（CW）を横断するように通っているパイプ状の構造物が原形質連絡（Pd）である。ここでは，細胞壁の中途で管状のものが消えているところがあるが，管が曲がっていて切片上に見えなくなっているためであり，本来は2つの細胞間を貫通しているものである。この通路を通して2つの細胞の細胞質はつながっており，情報連絡がなされている。
　未熟豆であるグリンピースの時期の柔組織では，細胞内にプロテインボディ（P）の生成が盛んで，細胞質内にはタンパク質合成にかかわる粗面小胞体（RER）などが充満している。
（田村咲江監修：食品・調理・加工の組織学，p.56，学窓社，1999）

(2) **ダイコン根部の柔組織に見られる原形質連絡** 〔× 13,600〕

　写真の中央に横たわっているのが細胞壁で，写真の上側に位置する細胞の一次細胞壁（Pr）と下側の細胞の一次細胞壁は中層（ML）で接着されている。それぞれの細胞内には，巨大な液胞（V）が存在するので，成熟した組織といえる。
　細胞壁の一部に点々とした構造が存在するのが原形質連絡（Pd）で，2つの細胞に通じている管状の構造物の断面が見えている。この部分の細胞壁がくびれたように周辺より薄いのは，この装置が成長の比較的はやい時期につくられて，そこだけは細胞壁がその後も厚みを増さないからである。

形質連絡 〔透過電子顕微鏡像〕

につながっている。この構造は**原形質連絡**と呼ばれるもので，神経組織をもたない植物は，細胞壁の穴を通して細胞から細胞へと連絡情報を流しているのである。原形質連絡は分子量800〜900までの低分子物質を通すといわれている。生野菜に用いた調味料が細胞から細胞へと浸透する通路となることも考えられる。

　未熟なエンドウマメであるグリンピースはタンパク質を蓄えるプロテインボディ（図中の記号P）を盛んに形成しているので，細胞質には粗面小胞体が充満しているのが見られる。

　原形質連絡はその他の野菜にも見られる構造である。その一つとして，成熟したダイコンに見られる原形質連絡を写真2-6(2)に示す。原形質連絡のある部分の細胞壁は周囲の細胞壁の厚さに比べてかなり薄い。原形質連絡は細胞の若い時期につくられて，その後，野菜が成熟して細胞壁が肥厚してもその部分の細胞壁だけは元のままの厚みを保っているようである。

17　細 胞 間 隙
野菜・果物によって多少の違いがある

　これまでいくつかの野菜の食用部分の柔組織を示したが，その他の野菜・果物の例をいくつかお目にかけよう（写真2-7，8）。写真2-7(1)は**ナス**の果肉の一部を示している。維管束の断面が1か所写っているが，その他の部分が柔組織である。ナスの生の果肉はスポンジ状で，ふわっとして指で押すとくぼむが，実際に柔細胞の間に大きな隙間がある。一次細胞壁の中

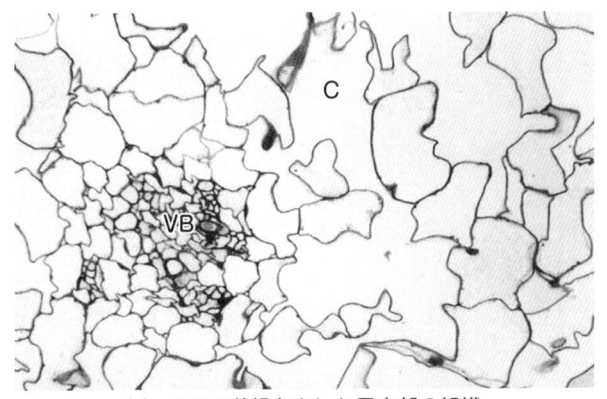

(1) **ナスの薄緑色をした果肉部の組織**

大小さまざまな形をした細胞からなる柔組織の中に維管束（VB）の断面が見られる。細胞の間には空隙（C）が見られるようであるが一見してよくわからない。（田村咲江監修：食品・調理・加工の組織学, p.51, 学窓社, 1999）

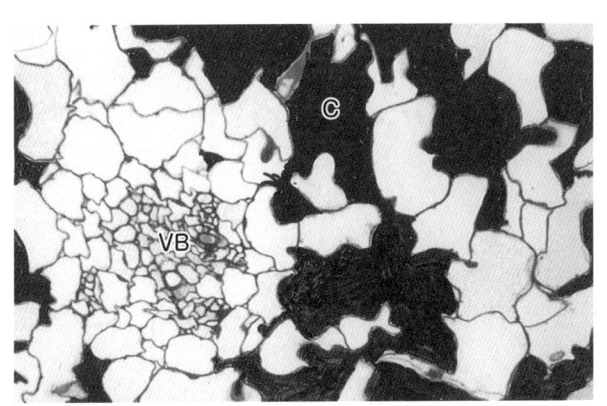

(2) **(1)で細胞間隙の占めているところを黒く塗りつぶした図**

細胞間隙の容積が大きいことがわかる。

写真2-7 ナスの果肉部の組織を示す光学顕微鏡像〔×165〕

17 細胞間隙

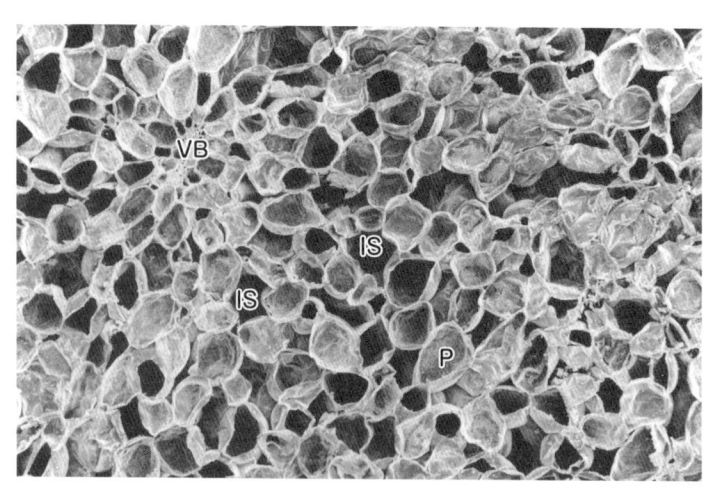

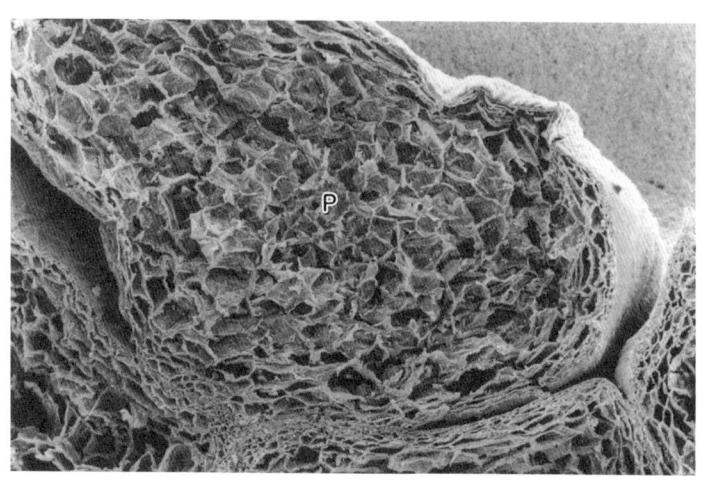

写真2-8 2種類の果物

(1) リンゴの食用とする部分（花托皮層部）の組織〔×27〕

　お椀の中を見るような形のものが半分に割れた柔細胞（P）である。中に何もないように見えるが，ほとんどが液胞からなり，内部に酸味や甘味をもつ汁液が蓄えられている。
　柔組織の中に小さい維管束（VB）が通っている。柔組織の細胞間には細胞間隙（IS）が頻繁に見られる。
(田村咲江監修：食品・調理・加工の組織学，p.51，学窓社，1999)

(2) 温州ミカンの砂じょうの横断面〔×30〕

　砂じょうはミカンの袋の中にあって毛の変形したものといわれるが，果汁を蓄えているところである。
　その中にも小さな細胞が数多く詰まっていて，それぞれの細胞の液胞に果汁が蓄えられている。
　P：柔細胞
(田村咲江監修：食品・調理・加工の組織学，p.52，学窓社，1999)

織の走査電子顕微鏡像

層が開いてできる隙間で**細胞間隙**という。一般には3つの細胞が接着してできた隅のようなところの細胞壁が細胞の肥大などにより中央で分離してできた細胞間隙が一般的である。ところが，ナスの場合は全く不規則に広がっている。写真2-7(2)は，写真2-7(1)の図の細胞間隙の部分を黒く塗りつぶしたものである。予想以上に間隙が多いのに驚かされる。果実は軽いほうが支える茎への負担が少ないのでこのような構造をしているのかもしれない。ナスを切って油で揚げたり炒めたりした場合に油の吸収が著しいが，それはこの細胞間隙に油が入り込むためと考えられる。

次に，2種類の果物の可食部の構造を示す（写真2-8）。写真2-8(1)は**リンゴ**の通常食用とする部分（花托皮層部）を拍子木状に切り出して，それを手で割って現れた面を走査電子顕微鏡で見た像である。同じ電子顕微鏡でも走査電子顕微鏡は見え方が異なり，虫めがねで見たような立体的な像に見える。割れた細胞の中はお椀の中を見るように何もない。観察用の試料は真空乾燥しているので，実際にはおいしい汁液を蓄えた液胞が細胞いっぱいに広がっていると考えてよい。よく見ると細胞の間にはあちこちに細胞間隙が見られる。リンゴは濃厚な汁液を含むのに水に投じるとなぜ沈まずに浮くのだろうか。飽和水蒸気が溜まっているこの細胞間隙により体積が増して軽くなっているためである。

写真2-8(2)は，温州ミカンの砂じょうの1本を横切りにした断面で，私たちが通常食用とする細長いオレンジ色の汁液の多い部分である。食べると口いっぱいにジュースが広がる

が，よく見ると小さな柔細胞が詰まっていて，生物体の一部であることを実感させられる像である。砂じょうは，発生学的には毛の部分の変形したものとされている。

18 す入りした柔組織

　ダイコンの花茎が伸びていわゆる"とう"が立った状態に近くなると，ダイコンの中央部に"す"と呼ばれる白いすき間の見られる部分を生じるようになる。細胞壁のようなものが分厚くなるが，これは後で述べる厚壁組織ではない（写真2-9）。写真2-9(1)に示すように巨大な空洞が生じて組織にすき間ができている。透過電子顕微鏡で調べて確認したところ，写真2-9(2)に示すようにその部分の細胞は内部の核や細胞質を消失して細胞死となっており，細胞壁だけが残って折りたたまれている。細胞群がしぼんで細胞壁が折りたたまれた状態になった場所は，細胞群の存在した容積だけすき間となっているのである。

　根は養分を吸い上げたり，花や実を育てるための栄養分を蓄えたりしているが，とう立ちするとそれらも使い果たして次第に役目を失って，根は単に支持組織としての機能に絞られるのであろう。私たちにとって，ダイコンの食べごろはダイコンの一生のうちの前半である。

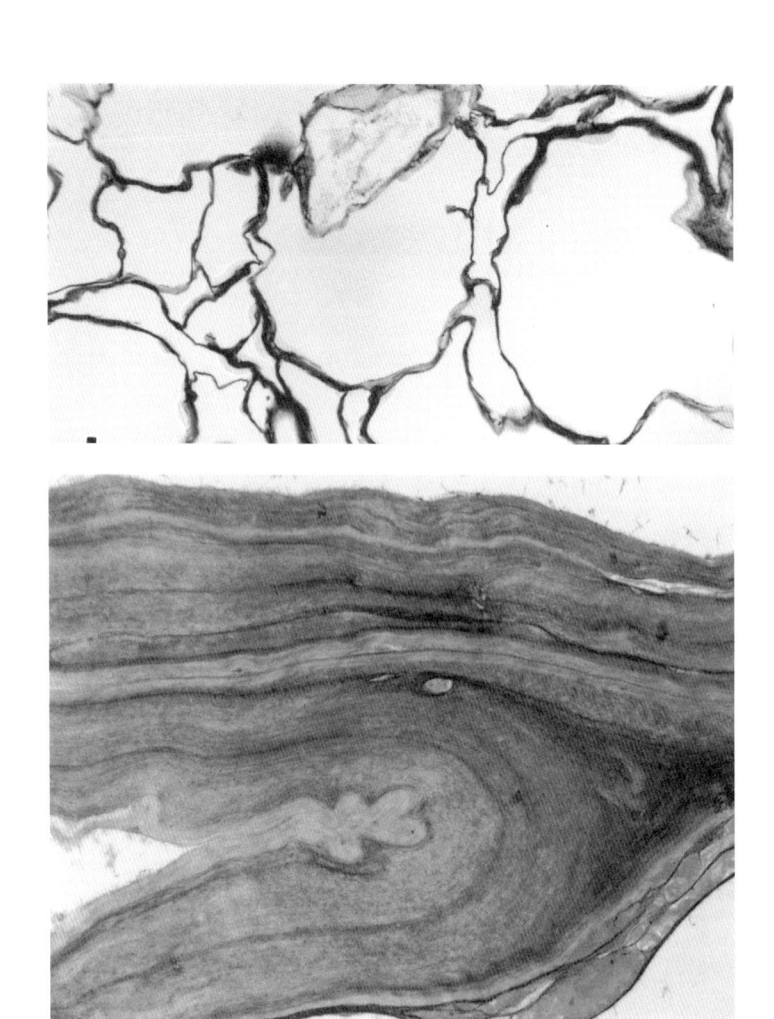

写真2-9　ダイコ

56　第2章　野菜をミクロの眼で見る(1)

⑴ **ダイコンのす入りを生じた部分の組織**
〔光学顕微鏡像, ×160〕

　ダイコンではとうが立ち始めると根の中央部が白くなり, すかすかのスポンジ状になってくる。この部分がす入りの部分である。ダイコンの木部周辺には繊維細胞が生じて地上部に伸びる茎を支えるようになる。
　一方, 内部のほうは根としての役目を失って細胞死が生じてくる。光学顕微鏡で観察すると, 大きな不定形の空洞のまわりの細胞壁は厚みを増している。

⑵ **す入りの部分の細胞壁**
〔透過電子顕微鏡像, ×7,000〕

　⑴の写真に見られる厚みのある細胞壁のところを透過電子顕微鏡で観察した写真を示す。
　よく見ると, 細胞壁が何枚も折りたたまれて接着した状態となっている。細胞の内容物が自己消化により消失して細胞壁だけが残って, それらが互いにくっついているのである。
　す入りは, 細胞死により柔組織が壊死している部分に生じていることがわかる。

のす入りした組織

第3章
野菜を
ミクロの眼で見る(2)
——光合成と貯蔵の場

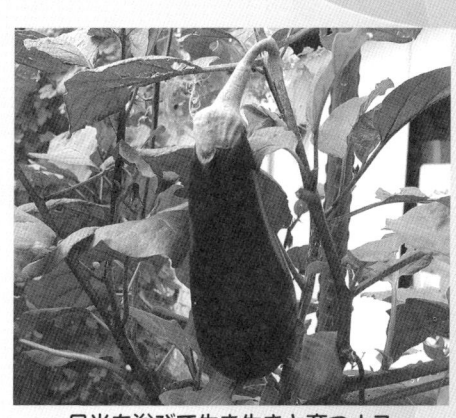

日光を浴びて生き生きと育つナス

1 柔細胞は色素体をもっている

　植物体の緑色をした部分には**葉緑体**（クロロプラスト）があることはよく知られている。葉緑体は**色素体**（プラスチド）と総称される細胞小器官のなかの一つで，色素体は動物組織にはない植物独自の細胞小器官である。そもそも色素体は生きている植物細胞のすべてに含まれているが，細胞内で新たにつくられるものではなく，若い細胞の中にある未分化な**原色素体**（プロプラスチド）が細胞分裂とともに新たな細胞にも受け継がれていくものである。原色素体の写真は，写真2-1(1)（p.28）の中央あたりにPpの記号で示している。原色素体が植物体の各部分で必要とされる働きに応じて葉緑体や**有色体**（クロモプラスト），**白色体**（アミロプラスト）などに変化するのである。

2 葉 緑 体

　日のあたる場所にある柔細胞は多数の葉緑体をもっているが，葉緑体はどのような働きをしているのであろうか。そもそも葉緑体は本来の細胞小器官ではなく，太古の昔にシアノバクテリアの一種の光合成細菌が植物細胞の中にとり込まれて，両者は共生するようになったという細胞共生進化説が今日有力である。

葉緑体は盛んに光合成をして，太陽エネルギーを植物体にとり込んで，土壌から吸い上げたアンモニアや硝酸塩から窒素を得て，生体に役立つ糖やアミノ酸の一部，ヌクレオチド，脂肪酸などの有機分子を合成している。これらの分子が多糖やタンパク質，核酸，脂質などに変わって植物体を形成する。それを私たちは収穫して食品として摂取するわけである。一方，植物は有機物を自身で合成できるので，えさを捕獲する必要がない。そのため，植物体は運動機能をもたなくてもよいわけである。

　しかし，葉緑体はその働きを続けるばかりでなく，時には機能と構造を変化させる。緑色をした野菜も暗所に長く置くと次第に黄色化するが，それは葉緑体が**黄色体（エチオプラスト）**に変化するためである。黄色体は軽度であれば葉緑体に変化することもできる。さらに，ピーマンの青い果実が熟すと赤くなったり，青いレモンも熟すと黄色味を増したりするが，これは葉緑体が有色体に変化するためである。有色体は大量のカロテノイドを合成して貯蔵し，その結果，果実は赤色や橙色，黄色を示すようになる。有色体の中には結晶や管状の構造を含むものがある。また葉緑体の中にも油滴に溶けてカロテノイドが存在する可能性もある。全体として色素体は相互に変換することが可能な細胞小器官である。

　葉緑体はどのような構造をしているのであろうか。柔組織の中に存在する葉緑体の一例としてホウレンソウの葉の葉緑体の透過電子顕微鏡像を示す（写真3-1）。葉緑体は中央に厚みのある凸レンズ型をしていて，その直径はおよそ5～10 μm，厚

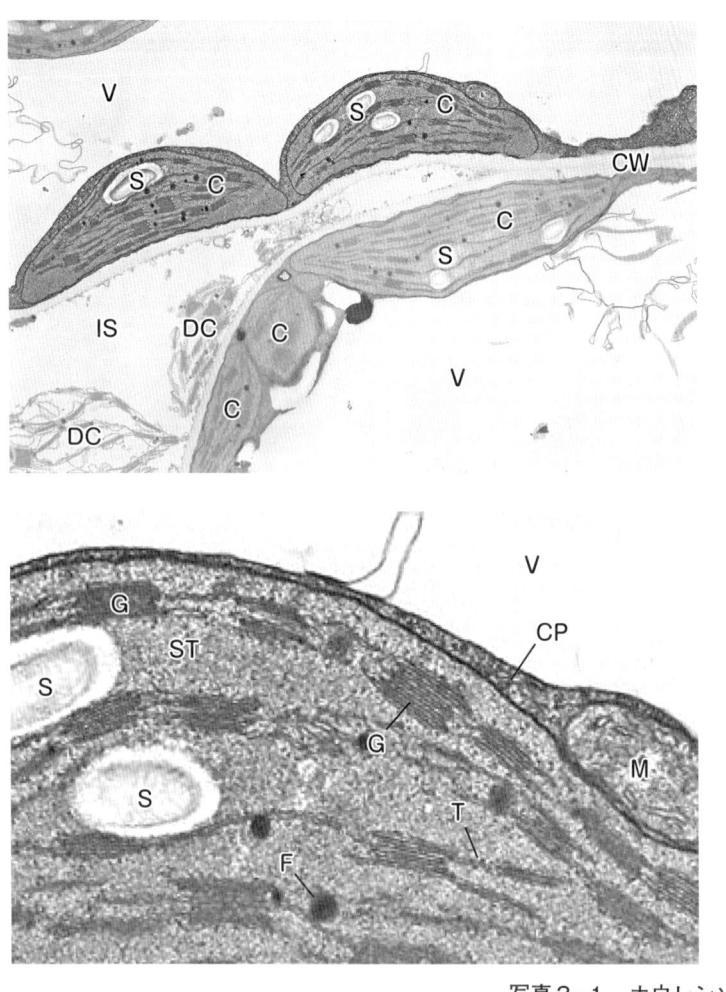

写真3-1　ホウレンソウ

(1) ホウレンソウの柵状組織にある葉緑体〔× 5,680〕

　葉の表側に並ぶ柵状組織には細胞壁（CW）に沿っておびただしい数の葉緑体（C）が並んでいる。写真は凸レンズの形をした葉緑体を縦切りした断面を示している。この葉は日のあたる午前中に採取したので，葉緑体の中に光合成によってつくられたデンプン粒（S）が見られる。細胞の中央部は巨大な液胞（V）で占められている。
　葉では細胞間隙（IS）が広い空間を占めているが，時にはその細胞間隙に壊れた細胞の中の葉緑体（DC）が落ち込んでいるのが見られる。

(2) (1)の図の葉緑体の一部分を拡大した図〔× 25,800〕

　葉緑体と液胞の間には少量ながら細胞質（CP）があり，葉緑体やミトコンドリア（M）は液胞（V）の外の細胞質の中に存在していることがわかる。葉緑体の内部には写真上で線状に見える（実は扁平な袋状の断面）チラコイド（T）があり，ところどころ袋が何枚も重なってグラナ（G）を形成している。膜系の構造以外の部分は，マトリックスでストロマ（ST）と呼ばれる。ストロマの中にデンプン粒が形成される。ストロマには産生した脂質（F）も球状となって存在している。

みは2～3μmの大きさで細胞壁に沿ってほとんど張りついたような状態で存在している。写真は切片を写しているので、写真3-1(1)に見るようにレンズの形を縦に切った断面を見ていることになる。

写真3-1(2)は、写真3-1(1)の一部分を拡大した写真を示している。図の中で線状（実は扁平な袋状）に見える構造物は、膜系の**チラコイド**である。チラコイドは円盤状の袋をつぶした形をしており、葉緑体の光合成装置が含まれている。チラコイドはところどころで何枚も層状に重なっており、その部分を**グラナ**という。チラコイドの外側の構造物のないゾル状のマトリックスは**ストロマ**（基質）と呼ばれるところで、デンプン粒をつくるほかに、脂肪やアミノ酸も合成する。葉緑体で合成された産生物は細胞質に送り出され、ひいては細胞の外に出されて植物体の必要とする場所や貯蔵場所に運ばれる。

私たちは野菜を畑から収穫してすぐに調理することは少なく、多くの場合は産地から消費地へ、そうして店頭に置かれて購入後もすぐに調理されないことが多い。野菜を貯蔵することによって組織の中はどう変化するのだろうか。ホウレンソウを試料として、葉緑体を例にとって貯蔵による構造の変化を調べた（巻頭口絵 写真2）。

口絵写真2の(1)は、新鮮なホウレンソウの葉身に見られる葉緑体で、写真3-1(1)の葉緑体1つを拡大したものである。口絵写真2の(2)は、ホウレンソウをポリエチレン袋で包装して5℃で3日間暗所に立てて貯蔵したものの葉緑体を示している。新鮮時に比べて、形も内部の構造も変化は少ないが、デン

プンは消失している。

　口絵写真2の(3)は同じ包装をして30℃で3日間貯蔵したものの葉緑体で，球形となり，細胞膜に接した部分にストロマが吸い寄せられたようになっている。どの葉緑体もほとんど同じ形をしており，高温多湿の異常な環境下でどのような生理状態になっているか，気になる様相である。口絵写真2の(4)は無包装で30℃3日間放置して萎（しお）れたものの葉緑体で，葉緑体は細胞膜から離れて液胞の中を浮遊しており，内部も大きく変化している。この後は，葉緑体の膜が破れて解体していくのである。古くなった野菜の中ではこのような変化が起こるので，野菜はなるべく新鮮なうちに調理し，貯蔵する場合は冷所に置く必要があるわけである。

3 有 色 体

　有色体は葉緑体とどう違うのか。有色体の一例としてニンジンの皮層部（根の周辺部の赤みの強い部分）の柔細胞に存在する有色体を示す（写真3-2）。有色体には光合成装置であるチラコイドは見られず，油性成分の合成にかかわる滑面小胞体に似た小胞様の構造が見られる。球状をした**カロテンボディ**が存在して，その中には結晶状の構造物（写真では黒く見える）も観察される。野菜や果物の色素であってもアントシアン系の色素は色素体に関係なく，水溶性で存在する場所は液胞の中である。

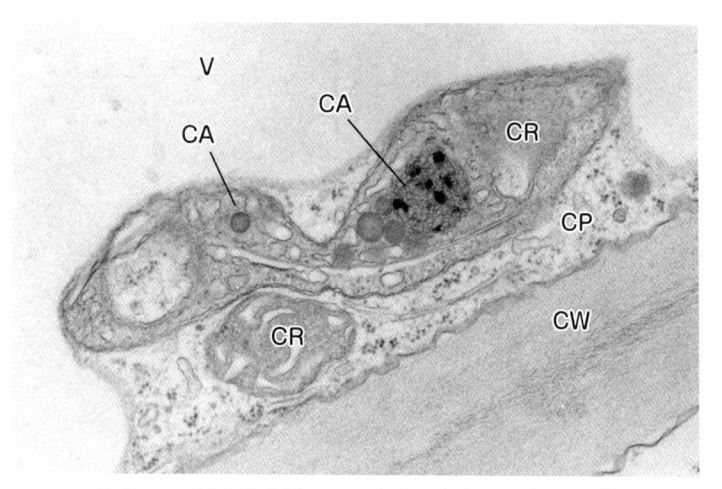

ニンジンの柔細胞には葉緑体でなく有色体（CR）が存在してカロテンを蓄積している。葉緑体に見られるようなチラコイドはなく，滑面小胞体状の構造と球状構造が見られる。
　球状の物体（カロテンボディ）（CA）の中には電子密度の濃い物質が蓄積されており，一部は結晶の状態であると考えられる。

CP：細胞質，CW：細胞壁，V：液胞

写真3-2　ニンジン皮層部に見られる有色体
〔透過電子顕微鏡像，×23,800〕
（田村咲江監修：食品・調理・加工の組織学，p.52，学窓社，1999）

4 白色体

 次に、デンプンを蓄える白色体について考えてみよう。根や茎、種実のような貯蔵組織には色素体の一種である白色体が存在して**デンプン**を大量に蓄えている。主な食品の貯蔵場所をあげると、サツマイモは根に、レンコンやジャガイモは地下茎に、ニンニクやユリ根は鱗葉部に、イネは種実の胚乳部に、アズキ・インゲンマメは種実の子葉部に、と多様な場所に貯蔵している。ダイズの場合、登熟中の未熟豆であるエダマメではデンプン粒が多く存在するが、完熟したダイズにはほとんど見られなくなる。

 ここでは食品中の白色体の実例としてグリンピースといも類ではあるがサトイモの食用部分の白色体を示すことにする(写真3-3)。写真3-3(1)に示すグリンピースの子葉部に見られるデンプン粒の周辺には膜様構造があり、白色体の痕跡をとどめているが、写真3-3(2)に示すサトイモの場合は、この状態では薄い膜しか残っておらず、白色体の内部構造はすでに見られなくなっている。

 デンプンには、1つの白色体にデンプン粒が1個生じる**単粒**と1つの白色体の中に多数のデンプン粒が集積する**複粒**とがある。一例をあげるとジャガイモやレンコンは単粒であるが、コメやサトイモは複粒である。

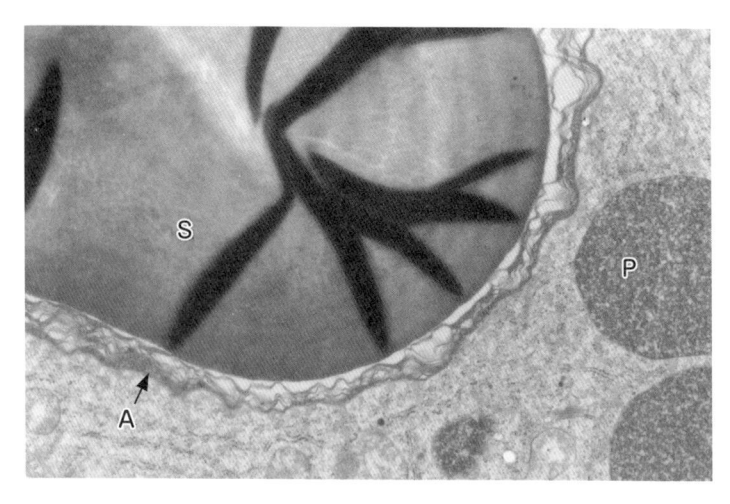

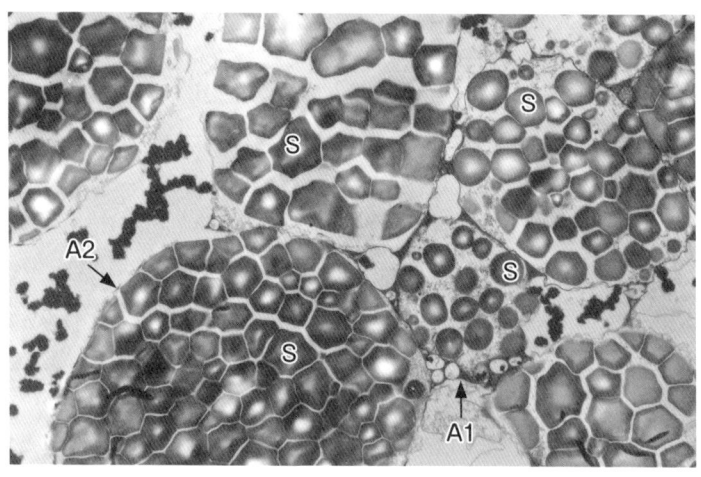

写真3-3　白色体の中に貯蔵

68　第3章　野菜をミクロの眼で見る(2)

⑴ **グリンピースの子葉部に見られる白色体（アミロプラスト）**
〔× 7,870〕

　野菜にも分類されるグリンピースであるが，この時期のマメにも貯蔵デンプン粒（S）が蓄えられている。デンプン粒の周囲には膜状の構造物が観察されて，白色体（A）の中に生じる様子が理解できる写真である。マメはタンパク質も貯蔵するので同じ細胞にプロテインボディ（P）も多数存在している。
　なお，デンプン粒の中に黒く見える放射状のスジがあるが，これは透過電子顕微鏡観察用試料作製の途中に生じた人工産物でデンプンの中には本来ないものである。超薄切片を水に浮かべて広げるためにデンプンの丸い部分だけが水を吸って膨潤してお椀状にふくれ，その後膜を張ったメッシュの上にすくうために平面上につぶれてしわができ，その部分が写真で黒く写っているのである。

⑵ **サトイモの食用部に見られる貯蔵デンプン**〔× 4,050〕

　サトイモのデンプンはきわめて小さいのが特徴で，一つの白色体（A）の中に多数のデンプン粒（S）を生じる。A1の白色体はデンプン形成の初期で，デンプンの蓄積が十分でなくデンプン粒は丸みを帯びて周囲に隙間があるが，A2の白色体では多数のデンプン粒が詰め込まれて多面体の形になっている。貯蔵が進むと白色体の中にぎっしりと詰まって隙間がなくなって多面体の形となるのである。このように，一つの白色体に多くのデンプン粒ができたものを複粒という。
（田村咲江監修：食品・調理・加工の組織学，p.53，学窓社，1999）

たデンプン〔透過電子顕微鏡像〕

第4章
野菜を
ミクロの眼で見る(3)
—— その他の組織の働きと構造

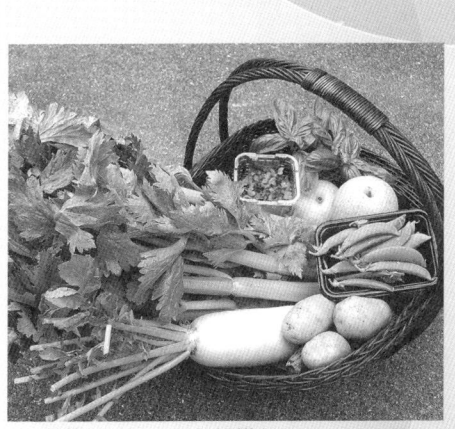

野菜はいろいろな組織からなっている

1 表　　皮

外表面を覆っている

　表皮は，植物体の表面を覆っており，外部環境から身を守るための保護的役割をもつ組織で，動物の皮膚のような役割をしている。表皮は1層の表皮細胞層からなっている。ここでは3種類の野菜の表皮を含む部分を光学顕微鏡写真で示す（写真4-1）。

　写真4-1(1)は**サヤエンドウ**のサヤの断面で写真の上方が外部に面しているところである。サヤエンドウの表面を覆っている表皮は1層の細胞からなっている。地上で風雨や太陽にさらされるものでは，ワックスのような水分を通しにくいクチクラが表皮細胞の表面や間に存在しているが，サヤのこの部分においても厚いクチクラに覆われているのがわかる。

　写真4-1(2)は**カイワレダイコン**の胚軸（茎）の横断面を示している。ここにおいても，1層の細胞が外表面に並んで表皮を形成している。写真4-1(3)はスイートバジルの葉の断面で，写真の上方が葉の表側，下方が葉の裏側である。表裏それぞれ1層の表皮細胞からなっていることがわかる。

　表皮の細胞は，過酷な外部環境から身を守るために変化して，毛やとげなど特有の形になっているものもある。根の吸収機能を高める根毛は表皮細胞の変形したものである。また，呼吸を行う気孔をとり巻く孔辺細胞も表皮の変形したものである。

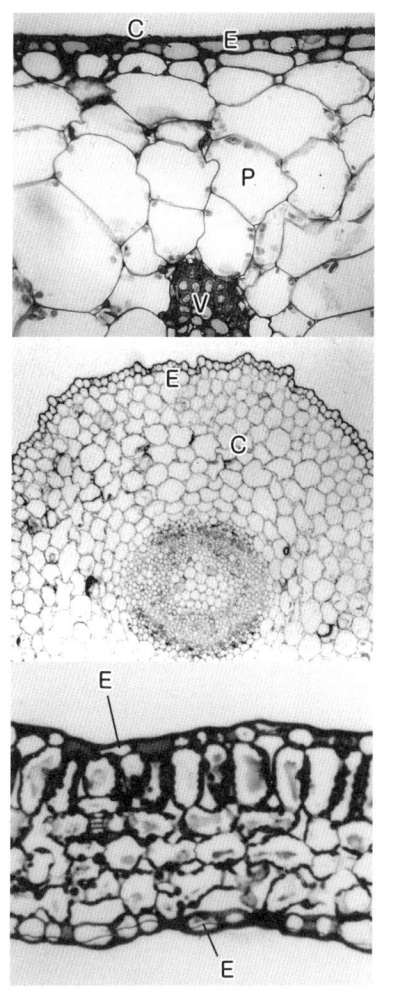

(1) **サヤエンドウのさやの表面に近い部分の断面**
〔×140〕

1層の表皮細胞（E）で覆われている。表皮の周囲には防水性のあるクチクラ（C）の層が厚い。内部には柔組織（P）や維管束（V）が見られる。

(2) **カイワレダイコン（発芽一週間目）の胚軸（茎）の断面**
〔光学顕微鏡像, ×46〕

1層の細胞からなる表皮（E）に覆われ、その内部は柔組織からなる皮層部（C）である。

(3) **スイートバジルの葉の断面**
〔光学顕微鏡像, ×220〕

上部が葉の表側、下部が裏側。いずれも1層の表皮（E）で覆われ、葉の表側には縦長い細胞の並ぶ柵状組織があり、裏側には隙間が多く石垣状に細胞が並ぶ海綿状組織が見られる。

写真4-1　3種類の野菜の表皮〔光学顕微鏡写真〕
（田村咲江監修：食品・調理・加工の組織学, p.49, 62, 63, 学窓社, 1999）

1　表　皮

通常野菜の部類には入れられないが、ジャガイモの場合を付記しておこう。ジャガイモの表面は表皮でなく、周皮が覆っている（写真4-2）。周皮は小型の細胞が十数層ほど積み重なっ

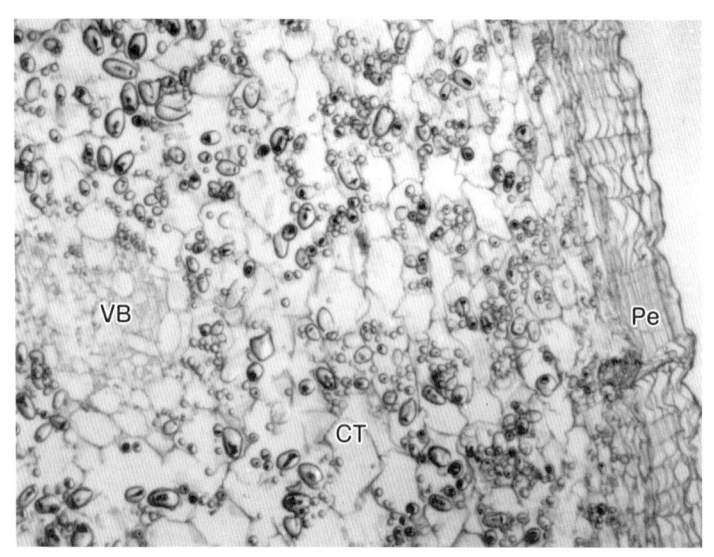

　　写真右側がジャガイモの外表面で、いもを直角に切った断面を示している。ジャガイモの表面は表皮ではなく周皮（Pe）で覆われている。周皮はその直下にあるコルク形成層でつくられて十数層の細胞層となっている。コルク形成層は茎や根にできた傷の修復のためにも傷の直下に出現するといわれている。
　周皮の内側には、デンプン粒を豊富に蓄えた皮層部柔組織（CT）がある。皮層の内部には、細い維管束（VB）の断面も見えている。

写真4-2　ジャガイモの外表面に見られる周皮
〔光学顕微鏡像，×78〕

（田村咲江監修：食品・調理・加工の組織学，p.59，学窓社，1999）

てできたコルク組織で、その直下にあるコルク形成層でつくられるものである。

2 厚角組織
野菜は厚角組織で補強している

野菜の地上に伸びる部分は風や雨にさらされるので、相当な強度をもっていないと折れてしまう。とくに葉菜類は、大きな葉を斜めに広げて太陽に当てる必要があるので、葉を支える柄の部分（**葉柄**）にも補強する組織が必要である。植物体に強度を与えるための組織を**支持組織**と呼んでいる。

葉柄には支持組織の一つである**厚角組織**が存在している（写真4-3）。写真4-3(1) は**セリ**の葉柄を横切りにした面を示している。最外層は表皮（p.72参照）で覆われており、そのすぐ内側のところどころにきわめて小さい細胞の集合体のようなものが見える。それが厚角組織である。厚角組織は葉柄の表皮に沿って縦に長く伸びたもので、一般に私たちがいう**スジ**（**筋**）である。セリやミツバの生の葉柄を噛み切るとプツンと切れる歯ざわりを感じるのでその存在がわかる。

写真4-3(2) は**セロリ**の葉柄の横断面の一部を示している。セロリの葉柄ではしっかりしたスジが突出して存在しており、調理の際に太いスジはとり除く操作が一般に行われる。厚角組織は厚角細胞の集合体である。厚角細胞は周辺の柔組織に比べて著しく小さい。小さい細胞が集まれば強度はいっそう大になる。写真4-3(3) はセロリの厚角組織の部分だけを拡大した

(1) セリの葉柄を横切りした断面

〔光学顕微鏡像, ×42〕

葉柄を外から見てスジ状に盛り上がって縦方向に走っているものが厚角組織（C）で，横断面で見ても突起している。厚角組織は柔組織（P）の細胞に比べて著しく小さい細胞からなっているのが特徴である。

葉柄の内部には維管束（VB）も存在している。

(田村咲江監修：食品・調理・加工の組織学, p.63, 学窓社, 1999)

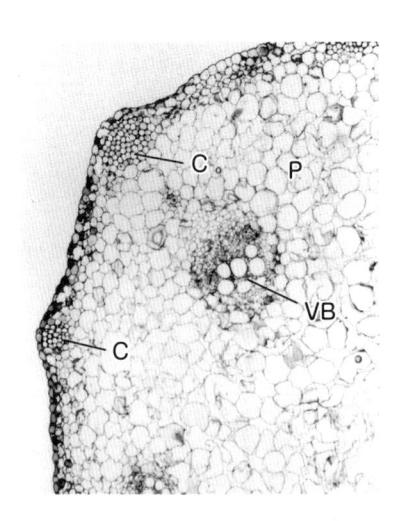

(3) セロリの厚角組織の拡大写真

〔光学顕微鏡像, ×138〕

小型の丸い細胞が隙間なく詰まって全体として頑丈な束になっていることがわかる。

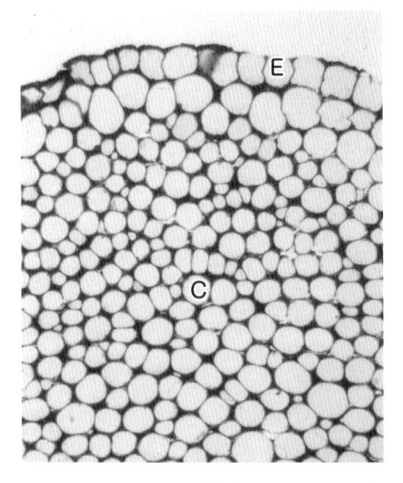

写真4-3　セリとセロ

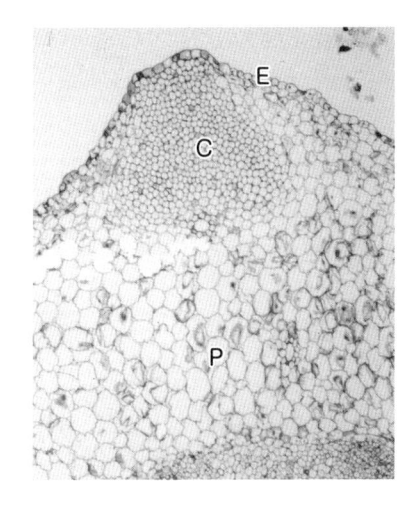

(2) **セロリの葉柄を横切りにした断面**
〔光学顕微鏡像, ×50〕

セリの葉柄よりも太い厚角組織（C）の束が表皮（E）の内側にスジとして縦に走っている。内部の柔細胞（P）に比べて, きわめて小さい細胞が多数集まっているのがわかる。

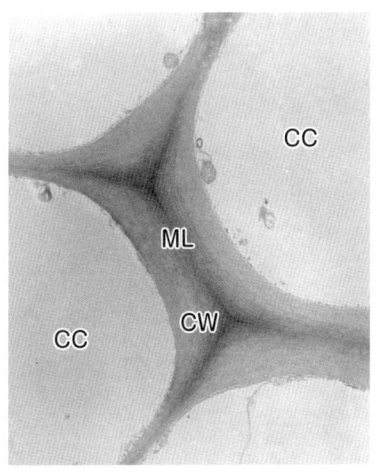

(4) **セロリの厚角組織**
〔透過電子顕微鏡, ×1,600〕

細胞壁（CW）は一次細胞壁であるが, 細胞同士は中層（ML）の部分に隙間が全くなく強固に接着されていて, 全体としてきわめて強度の大な筒状となっていることがわかる。厚角組織は, 強い風に揺れても少々では折れないように葉を支えている支持組織である。
　CC：厚角細胞

柄に見られる厚角組織

ものであるが、強度を出すのに適した円形の細胞がびっしりとくっつき合っているのがわかる。厚角細胞の細胞壁を透過電子顕微鏡で観察したものが写真4-3(4)である。細胞壁は一次細胞壁であり、3～4個の細胞が接するところがとくに分厚くなって強度を増している。さらに、中層でぴったりと接着されて全く隙間がない。このように強度を出すための植物組織のしくみは完璧で脱帽のほかはない。

3 繊維細胞
二次細胞壁により補強している

　植物に強度をもたせる組織として厚角組織のほかに**厚壁組織**がある。ダイコンやカブなどが収穫適期を過ぎて茎が伸び始める時期になると根の形成層付近（輪切りにしてみると外から5～7mm位入ったあたりにリング状に存在する組織）にスジができる。煮て食べたときスジ状になって口に残る部分である。そのスジは**二次細胞壁**をもつ**繊維細胞**がいくつか集まってできている（写真4-4）。写真4-4は**収穫時期を過ぎたダイコンで見られ**る繊維細胞で、透過電子顕微鏡で見ると細胞膜の外側で一次細胞壁の内側に二次細胞壁をもっていることがわかる。二次細胞壁は一次細胞壁より後に形成されたもので、セルロース繊維を高い割合で含むとともにリグニンを多く含んでいる。繊維細胞の細胞内は変質して壊死を起こしている。やがて、次第に単に支持的役割のみを果たすようになるのである。

　その他の食品の例としては、サヤエンドウやサヤインゲンに

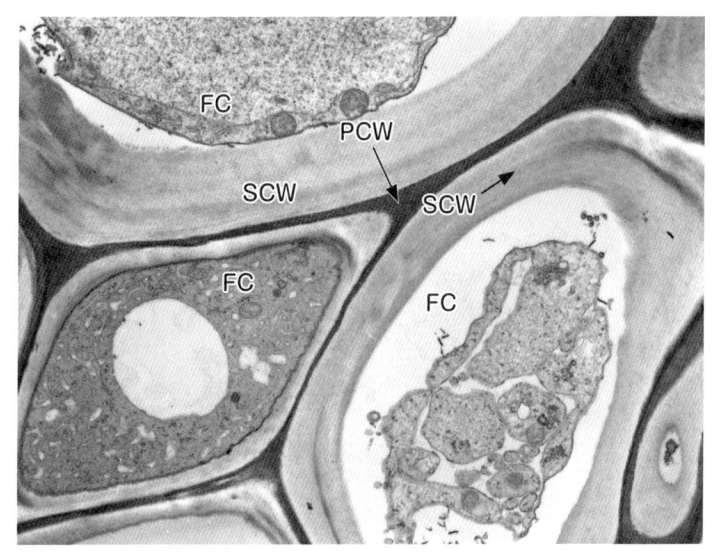

植物は強度を大にする必要があるときに柔細胞に二次細胞壁を形成することができる。花を咲かせるための花茎が伸び始めるころには，地下のダイコン根部も茎が倒れないようにかたくなる必要がある。ダイコンの外から数ミリ中に入ったあたりに維管束がとり巻いているが，その内側にスジができて，煮ても軟化しないで食べると口に残るようになる。写真はそのスジの一部の断面を示している。

　これまであった一次細胞壁（PCW）の内側に分厚く緻密な構造の二次細胞壁（SCW）を生じる。細胞内の核や細胞質は次第に機能を失って退化していく。その結果支持組織としてのみ働く繊維細胞（FC）が生じる。ここに見られる3つの細胞では，細胞内の変性は右下の細胞がもっとも強く，次いで左下の細胞で，上部の細胞が最も変性度が小さい。

写真4-4　花茎を生じた時期のダイコン根部にみられるスジの部分の繊維細胞
〔透過電子顕微鏡像，×6,900〕

3　繊維細胞　　79

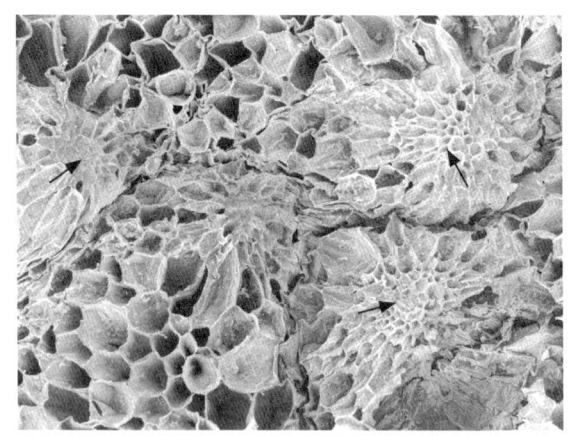

(1) 果肉の柔組織の中に生じた石細胞群（矢印）〔×25〕
食するとざらざらとした食感をもたらす。

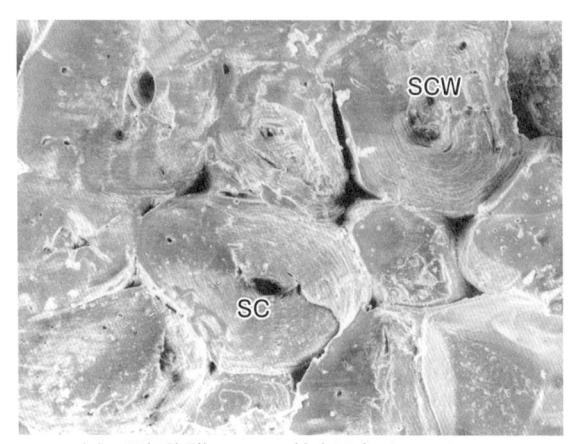

(2) 石細胞群の一つの拡大写真〔×380〕
石細胞（SC）は分厚い二次細胞壁（SCW）を形成しており，細胞の容積はわずかとなって死んだ細胞となっている。

写真4-5 二十世紀ナシの食用部分の石細胞〔走査電子顕微鏡像〕
（田村咲江監修：食品・調理・加工の組織学，p.57，学窓社，1999）

もサヤのスジの部分に繊維細胞が存在するので，かたくなったサヤでは調理する際にあらかじめスジをとり除くのである。

　ナシの食用とする部分（外果皮）に散在する**石細胞**も二次細胞壁をもっている（写真4-5）。写真4-5(1)は二十世紀ナシの食用部位を走査電子顕微鏡で見た写真で，柔組織の中にぶつぶつと小さい細胞の集まりが見られる。その一つの矢印で示すような部分を拡大した図が写真4-5(2)で，石細胞が何個か集まって存在している。石細胞では一次細胞壁の内側に分厚い二次細胞壁が形成されて，細胞の実質容積はその中でごく小さくなっており，細胞本来の機能を失っている。ナシを食べるとざらついた食感があるのはこの石細胞群があるためである。これがナシの実にとってどのような役目をしているのかはわからない。

4　維管束系
水分・無機物・有機物の通路である

　維管束系は植物体に水とミネラルや有機成分を運搬する通路となる組織で**師部**と**木部**からなっている。葉やその他で合成された有機物を運ぶ師部には**師管**，根から吸収した水や養分を運ぶ木部には**道管**が存在し，ほかにそれらの働きを助ける柔細胞や繊維細胞，形成層の細胞を含む（写真4-6）。写真4-6(1)は**セリ**の葉柄にある維管束で師部と木部が存在して，間に**維管束形成層**が存在する。このような維管束が葉柄の周辺の数か所にあって縦に走っている。写真4-6(2)は**キャベツ**の葉脈に

(1) **セリの葉柄を通っている維管束の断面**
〔光学顕微鏡像，×152〕

維管束は師部（Ph）と木部（X）からなっており，師部を外側にして葉柄の周辺を並立して囲んでいる。周囲の柔細胞（P）に比べて細胞は小さい。

写真4-3(1)には，広い視野でのセリの葉柄の写真を示している。

(3) **タケノコの上部に見られる維管束**
〔光学顕微鏡像，×140〕

維管束（VB）は全体に散在しているが小さい。その周辺の管束鞘（VS）も未発達でやわらかい状態を示している。

P：柔組織

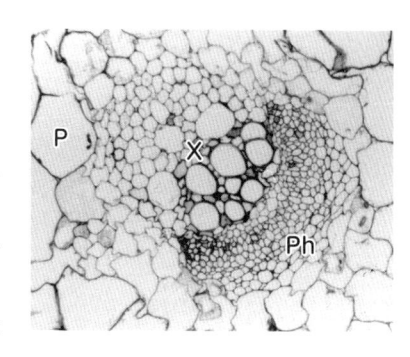

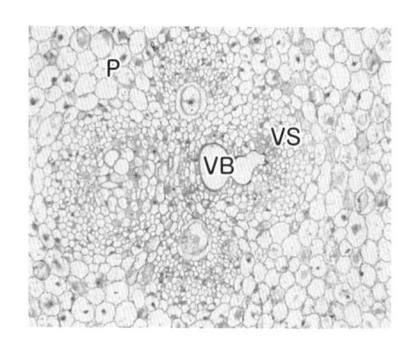

(5) **ダイコン根部の維管束に見られる師管の断面**
〔透過電子顕微鏡像，×2,150〕

師管は厚い一次細胞壁が囲んで細胞膜もある生きた細胞からなり，縦に連なっている。二つの師管細胞（S1とS2）の接触面には原形質連絡の穴が大きくなってできた師板（SP）があり，写真ではその断面が見られる。

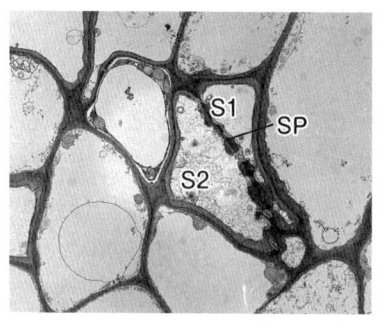

写真4-6　各種野

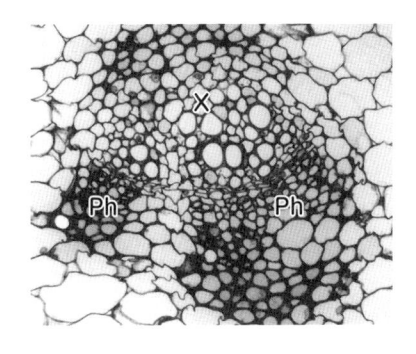

(2) **キャベツの葉脈に存在する維管束**
〔光学顕微鏡像,×140〕

葉では木部(X)が葉の表側のほうに,師部(Ph)が葉の裏側のほうに存在する。

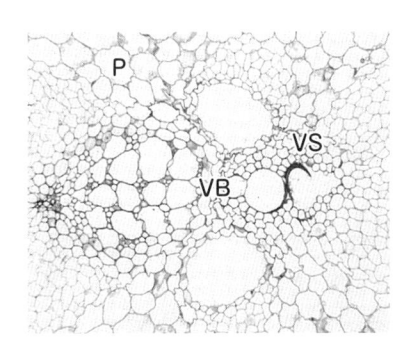

(4) **タケノコの先端から30cm下方の,食べたときかたく感じる部分の維管束**
〔光学顕微鏡像,×115〕

維管束(VB)が巨大化してかなり発達している。周辺には小型の細胞からなる管束鞘(VS)が囲んで支持組織の役割をしている。
P:柔組織

(6) **ダイコン根部の維管束に見られる道管の断面**
〔透過電子顕微鏡像,×3,000〕

道管(Ve)は死細胞で細胞内に何も見られない。一次細胞壁(PCW)の内側に形成された二次細胞壁(SCW)はらせん状をしているので,切片で見ると,不連続となっている。

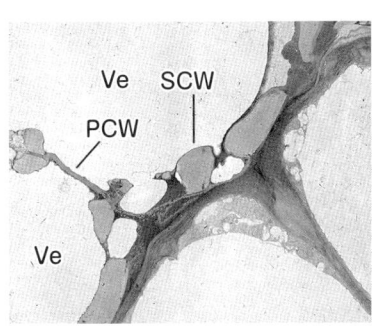

見られる維管束

4 維管束系

みられる維管束である。葉の維管束は茎の維管束と続いているので，葉の表側（写真上部）に木部があり，葉の裏側（写真下部）に師部が位置している。

単子葉植物であるタケノコやアスパラガスの茎にある維管束は師部と木部がひとかたまりとなって茎全体に散在している（**散在維管束**という）。肉眼で見ても点々とその存在がわかる。写真4-6(3)は，**タケノコ**上部のやわらかい茎を横切りした面に見られる維管束の一つを示している。維管束の大きさも構成する細胞も小さくやわらかい様子をしている。写真4-6(4)は，タケノコの先端から30cm下方のかたくなった茎の維管束の断面を示している。維管束が大きく発達して細胞が大きくなり，見るからにかたくなっている様子がうかがえる。維管束の周辺を囲む**管束鞘**もよく見られるようになる。これは小さい細胞群からなり，支持組織として働いているのでいっそうかたさを増している。

写真4-6(5)は，**ダイコン**の師部にある師管を透過電子顕微鏡で観察したもので，師管は一般柔組織よりもかなり厚みのある一次細胞壁からなっている。縦に長い師管は生きた細胞が連なったもので，ところどころに節のように穴のあいた師板があるが，この写真にその断面が見えている。写真4-6(6)は，ダイコンの木部に存在する道管の一部を示している。道管は死細胞で節がなく，その内部にはらせん状をした二次細胞壁が一次細胞壁の内側に存在している。切片で見ると二次細胞壁は繊維細胞のように連続しては見られない。

第5章
野菜を
ミクロの眼で見る(4)
——酵素の活性部位を眼で見る

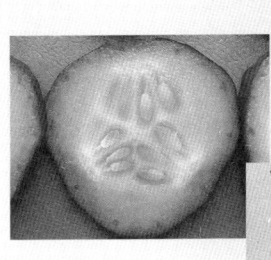

断面

サフラニンとライトグリーンで二重染色を行った切片

キュウリの断面と切片

1 アスコルビン酸酸化酵素の活性部位を見る方法

　キュウリやニンジンには**アスコルビン酸**（ビタミンC）を**酸化する酵素**があることは一般によく知られていることである。しかし，その酵素がキュウリやニンジンのどの部分に多く存在しているかについてはあまり知られていない。顕微鏡で見ることによって活性を示す部分が特定できるかどうか，調べることにした。

　まず，その方法を図示して説明する（図5-1）。酵素は水溶性であるので，野菜の切片は新鮮な**凍結切片**[*1]を用意する。その前に均一な面をもつ**基質**（この場合アスコルビン酸）をあらかじめ用意しておく。それには均一な厚さにゼラチン膜が塗り広げられたスライドグラス[*2]を用いて，それに2.0%アスコルビン酸の液（アスコルビン酸とアスコルビン酸ナトリウムでpH5.6に調整した液）をしみ込ませて乾燥させておく。その上に凍結切片を貼りつけて，37℃で2～10分放置する。次に暗室で10%硝酸銀溶液（pH4.0）をかけて5分間置く。その後，野菜の切片を脱イオン水の流れでとり除き，切片は後で色素染色をする。一方，反応後のスライドグラスは引き続き暗室内で5%チオ硫酸ナトリウムの液に5分間浸した後に，水洗して乾かす。結果は，アスコルビン酸酸化酵素の活性の大な部分はゼラチン膜が透き通り，活性のない部分は残ったアスコルビン酸が硝酸

銀を還元して金属銀にするので黒くなる。

* 1　**凍結切片のつくり方**：試料片を薄く切るには試料をかたくしなければならない。凍結切片は、ミクロトーム（薄片作製機）を上部から出し入れできる特殊な冷凍庫（クライオトーム）の中に入れて、凍らせた後に 20 ミクロン程度の薄切りにしたもので、切片はクライオトームの中でスライドグラスに広げて載せる。

* 2　**ゼラチンを塗布したスライドグラスのつくり方**：ここでは便宜上オートラジオグラフィ用のスライドグラス（富士原子核乾板 EM タイプ、15μ）を未使用のまま暗室で定着液で乳剤を除去する処理をして、よく水洗して、単なる均一な厚さのゼラチン膜を張ったスライドグラスとして使用した。

新鮮組織の凍結切片
↓
ゼラチン膜
ゼラチンを塗布したスライドグラス
(2.0% アスコルビン酸液(pH 5.6)を浸み込ませておく)

↓
37℃で 2 ～ 10 分間放置

├── **組織切片**
│   サフラニンとライトグリーンで二重染色する
│
└── **スライドグラス**
    暗室で 10% 硝酸銀(pH4.0)をかけて 5 分間放置した後、5% チオ硫酸ナトリウム溶液に 5 分間浸し、あとはよく水洗して乾かす

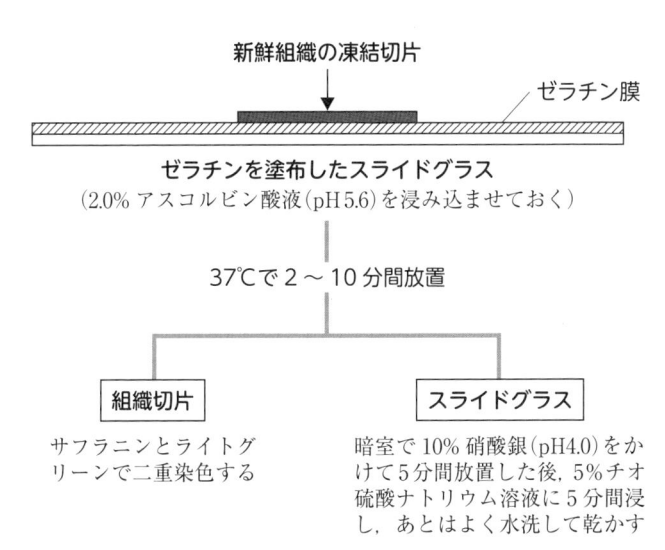

図 5-1　アスコルビン酸酸化酵素の活性を調べる方法
　　　　（アスコルビン酸基質膜法）

2 ニンジン根部の観察結果

　次に，結果を述べよう（写真5-1）。アスコルビン酸酸化酵素の活性のある場所は根であるニンジンと果実であるキュウリでは異なっているが，いずれの切片も酵素活性の強い場所，すなわち明るく見える部位が存在した。酵素が存在すると，アスコルビン酸が酸化されるので，その部分は還元性を失って硝酸銀を還元しないから明るく見える。

　写真5-1の左上図は使用したニンジンの場所を示している。図に示す一定の部位から輪切りを切り出して，それからさらに小さく切り取って試料とした。

　ニンジンの場合，写真5-1(1)に示すように表皮と維管束形成層を含むように切り出した小片では，写真上方の表皮の直下と維管束形成層の部分に活性が強く存在することがわかる。皮層（維管束輪より外側の赤味の強い部分）や髄の中にも点状に明るいところがあるが，それは小さい維管束の断面と考えられる。写真5-1(2a)の試料は，ニンジンの側根（ひげ根）の根元を横切りにしたものである。酵素活性は表皮の内側と側根に続く維管束の位置に強く見られた（写真5-1(2b)）。写真5-1(3a)の試料片はニンジンの皮層を縦方向に薄切りしたもので，皮層の組織に張り巡らされている小さい維管束がある場所にも活性が見られた（写真5-1(3b)）。維管束は水や有機・無機成分の通路であるばかりでなく，それ自身酵素活性をもって代謝

にも関与していることが視覚的に確認できる。アスコルビン酸酸化酵素は食品に均一にあるのではなく，それがとくに必要とされる場所に強い活性がみられるのである。ただし，光学顕微鏡観察のレベルで活性がないようにみえても，全く活性がないとは言い切れない。

3 キュウリ果実の観察結果

　写真5-2の左上図は使用したキュウリの場所を示している。試料片は表皮と胎座，種子を含んで切り出した。写真5-2（1a）の試料片では，表皮の内側，内部の果肉，胎座および種子に強い活性がみられた（写真5-2（1b））。写真5-2（2）と（3）に示す試料片においてもほぼ同様の結果であった。胎座は種子を大きくするための養分の集積場所であり，ある種の維管束のような役割をもつと考えられる。キュウリの場合もニンジンと同じく，活性が認められない場所は酵素活性が全くないとは言い切れないが，強い活性のある場所は何枚かの試料片に共通してみられるものであった。

　この実験のように，化学反応を用いて酵素や栄養素など特定の食品成分を可視化して，その組織内での分布状態を顕微鏡で調べる研究領域を**組織化学**という。

　栄養成分の存在場所を知るための組織化学の手法では，よく知られているものを1，2あげると，多糖類の検出のためには過ヨウ素酸・シッフ反応（PAS反応）による染色，タンパク質

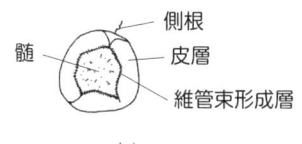

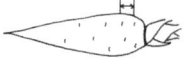

髄 — 側根
皮層
維管束形成層

実験に用いたニンジンの部分（輪切りを切り出す）

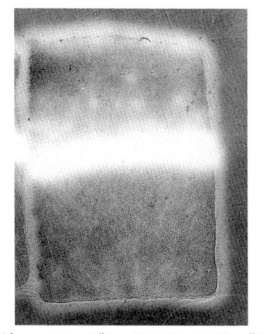

(1) ニンジンのアスコルビン酸酸化酵素活性

表皮　側根の根元

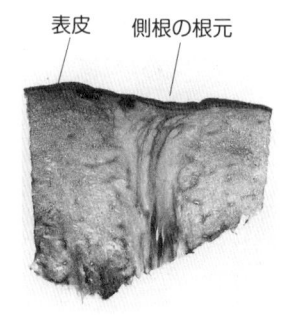

(2a) 側根部の横切り切片

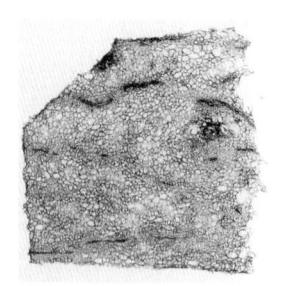

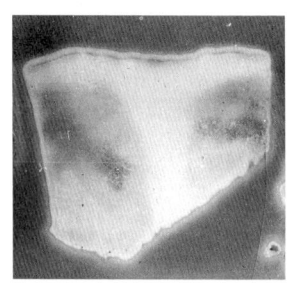

(2b) 基質膜のアスコルビン酸酸化酵素活性

(3a) 皮層の縦切り切片

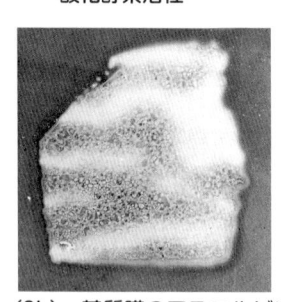

(3b) 基質膜のアスコルビン酸酸化酵素活性

写真5-1　ニンジン片のアスコルヒ

第5章　野菜をミクロの眼で見る(4)

(1)：ニンジンの皮層と維管束形成層，髄が見られる横切り切片を作用させた後，切片を剥離して基質膜のあるスライドガラス上に酵素活性を見た写真

　　白く見えるところが酵素活性のある場所。表皮の部分と維管束形成層に強い活性が見られる。皮層と髄の部分に点状に白く見える活性は，縦に通っている維管束の断面にあたる場所である。

(2a)：側根が出ている部分を輪切りにした厚さ20μの切片
　　　反応させた後に剥離した切片である。

(2b)：その切片を置いてアスコルビン酸酸化酵素活性を調べた基質膜

　　　左右を比べると，表皮の内側と側根に続く維管束の位置が白く見えて強い酵素活性を示している。

(3a)：皮層の部分を縦切りにした厚さ20μの切片

(3b)：その切片を置いて酵素活性を調べた基質膜

　　　(3a) の切片で黒い筋状に見える維管束の存在場所とほぼ同じ場所が白くなって酵素活性を示している。切片は20μの厚さで，維管束が表面に出ていない部分にも活性が見られるところもある。

酸化酵素の活性が見られる場所

果皮
胎座
表皮

実験に用いたキュウリの部分

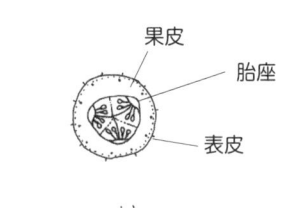

(1a) キュウリの表皮と果皮，種子を含む厚さ約20μの切片

反応させた後に剥離した切片である。

(1b) 切片を基質膜上に置いて酵素を働かせた後に取り除いた基質膜

果皮および種子の位置に酵素の強い活性が見られる。種子周辺の透明な組織には活性が見られない。

(2) 他の切片で試みた結果

胎座が強い活性を示している。種子の断面では種皮に活性が強い。

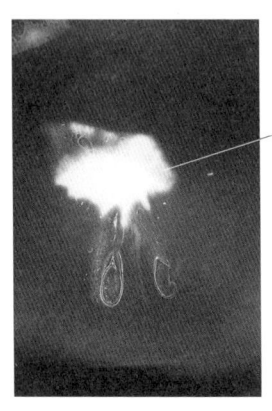

胎座

写真5-2 キュウリのアスコルビ

(1a)　　　　　　　　(1b)

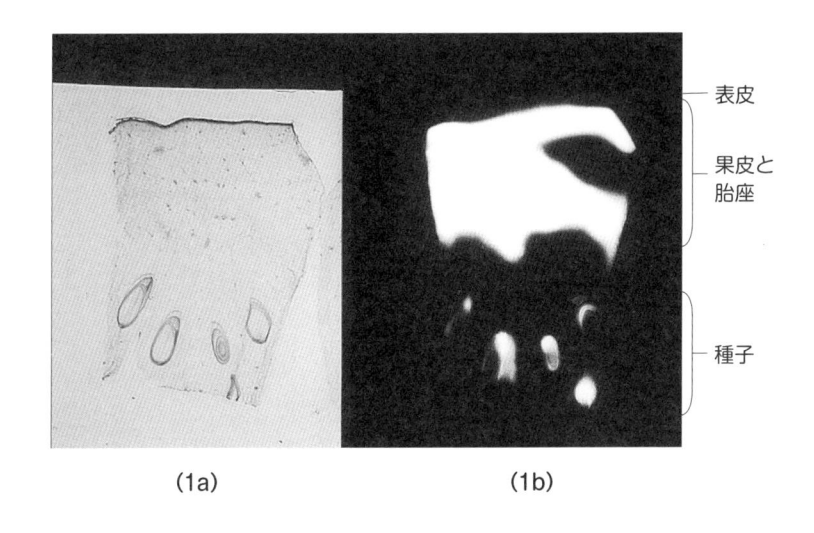

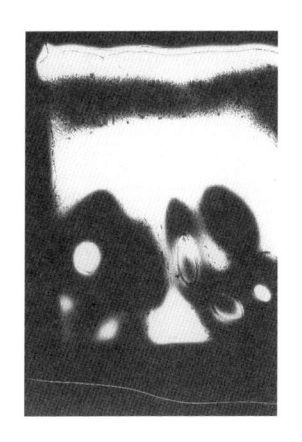

	表皮
	果皮と胎座
	種子

(3) 他の切片で試みた結果

この場合は切片が剥離せずについたままで観察している。

種子全体が強い活性を示すように見えるのは，種子の表面が切片上にあるためであろう。

酵素の活性が見られる場所

3　キュウリ果実の観察結果

の検出のためにはアクロレイン・シッフ反応による染色など，成分自体を特異的に染める反応を行ってその成分の所在を調べる研究が行われている。

第6章
野菜は加熱するとどう変化するか

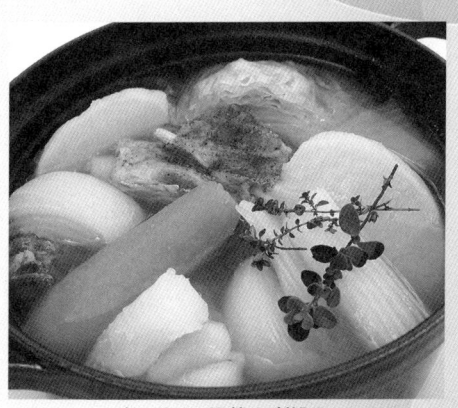

おいしい野菜の煮込み

人間は太古の昔に猿から分かれて進化したとされているが，猿との大きな違いの一つに火を使うことがあげられる。食物を加熱して消化しやすく，衛生的に調理したために余暇時間の活用が進み，文化・文明の発展をみたといわれている。加熱によりやわらかくなった野菜類は食べやすく，より多量に摂取することができるので栄養面の充足のためにも加熱処理は貢献したことであろう。そのうえ，加熱調理では複雑な調味をすることができるのでおいしく食べることもできる。

　野菜は**加熱**によりなぜやわらかくなるのか，また調味料や無機塩類はやわらかさにどう影響するのだろうか。本章ではそれらを明らかにしたい。

1 水温と軟化の関係
水の温度により軟化の状態が異なる

　第2章で述べたように，生の野菜のかたい理由は，細胞壁の構造にあり，ペクチンなどのマトリックス成分がセルロース微繊維を埋め込むようしっかり固めていることと，細胞壁に包まれた細胞同士が中層部でぴったりと接着されているためである。生鮮時にはたっぷりの水を根が吸い上げているため細胞内の膨圧が高いので，とくにかたさがある。

　しかし，日ごろの調理の経験から，私たちは野菜を煮ると確かにやわらかくなることを知っている。では，水温が何度になったらやわらかくなり始めるのだろうか。そこで，温度を一定に保った水の中にダイコン片を入れて0〜120分間放置して

かたさを調べた。

実験には写真6-1に示すように，円盤状に切り出したダイコン片を用いた。ダイコンは比較的均質な組織をもっていて多数の試料片が得られるため，実験に都合がよい野菜である。ダイコンの上部は胚軸の部分で，その下の東西に側根（ヒゲ根）が出ている部分からが本来の根である。その根の上部で太さのそろった部分の10 cm長さのところから厚さ1 cmの輪切りを切り出して，それから直径2.1 cmの円盤をくり抜いて全体を混ぜ合わせた。そのなかから1つの実験群ごとに3〜5個を用いて測定して，その平均値をとった（実験結果の一部には，輪切りダイコンを放射状に6つ割りにして使用した結果も含まれている）。

図6-1は40℃から沸騰温度までの各温度の脱イオン水にダイコン片を0〜120分浸漬した場合のかたさの変化を示している。40℃の水では120分浸漬後もかたさに変化はないが，50℃に浸漬した場合には30分後に生鮮時よりも20％もかたさが増した。これは55℃あたりの温度で最もよく働く**ペクチンメチ**

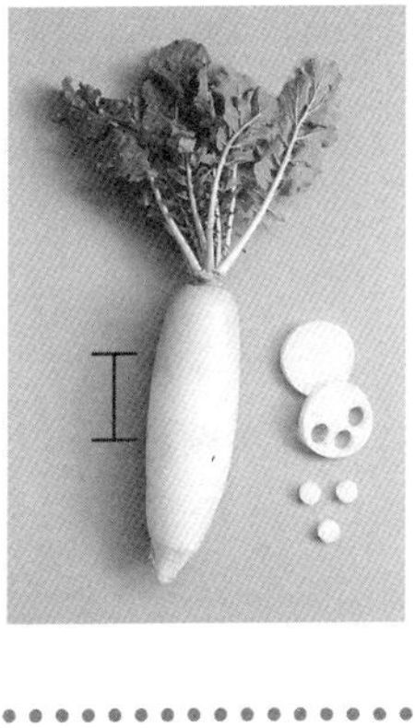

ダイコンの中央部10 cm長さから1 cm厚さの輪切りを切り出し，コルクボーラーでくり抜いた。

写真6-1　実験に用いた試料片

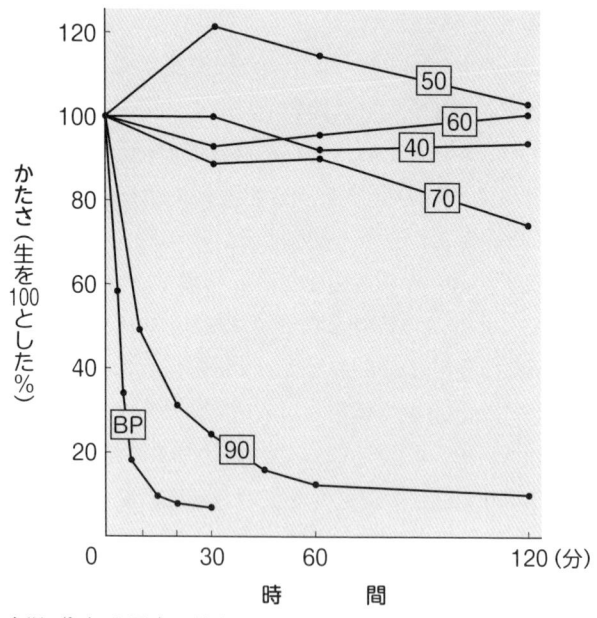

水温（℃）を□内に数字で示した。BP は沸騰状態での加熱を示す。

図6-1　ダイコン片を一定温度の脱イオン水に浸漬した場合のかたさの変化

ルエステラーゼという酵素があるためで，その結果メチル基のはずれたペクチン分子ができる。そのような分子同士がカルシウムイオンの働きによって互いに結合してくっつき合ってセメントのような働きをして細胞壁をいっそうかたくするのである。したがって，早く軟化させたい場合は，沸騰までは強火にして硬化する温度を早く通過させるとよい。

60℃の水では**軟化**も**硬化**もしないが，70℃の水では120分後

に生鮮時のかたさの3/4程度に低下した。70℃では前述の酵素の活性が低下したためである。それ以上の温度では浸漬時間の経過とともにやわらかくなり，沸騰水では30分後には著しく軟化した。

2 水煮で軟化するメカニズム
細胞壁に変化が起きてやわらかくなる

まず言葉の使い方であるが，「加熱する」と「煮る」は混同して使用されやすい。しかし両者は少し違った意味をもっている。**加熱**は英語で表すと heating である。温度が何度からでも温度を上げること，またはその温度を維持することを意味する。

一方，**煮る**は boil であり，沸騰状態で加熱することである。以後の実験では，比較する点以外の条件をそろえるためにすべて沸騰している水または液に野菜の試片片を入れて一定時間煮て比較することにした。水煮30分後の顕微鏡観察の結果は，どうなっているだろうか。

写真6-2はダイコンの生と水煮30分後のダイコン片の柔組織の光学顕微鏡像と細胞壁の凍結割断ディープエッチング像（第2章12，p.38参照）を示している。写真6-2(1)に示す生の組織では，これまで写真2-3(1)に示した場合と同じように，細胞の中はほとんど液胞で占められており，光学顕微鏡では細胞をとり囲む細胞壁のみが明確に観察される。細胞壁は両側の細胞の一次細胞壁が中層でぴったりと接着されて1枚の壁

のようになっている。30分水煮したダイコンの柔組織では，写真6-2(3)に見られるように細胞壁が中層で分離して（たとえば，写真のSRの部分）壁が2枚に分かれているのがはっきりと観察される。こうなると細胞壁の強度は低下するのは明らかで，図6-1のグラフに見られる沸騰状態での加熱結果のよ

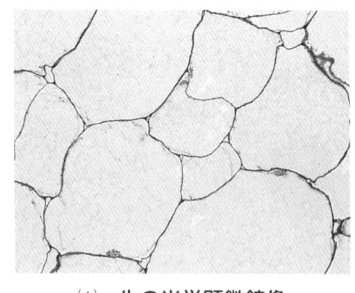

(1) 生の光学顕微鏡像
〔×110〕

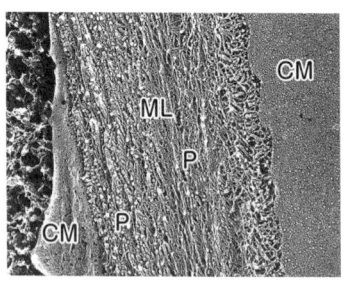

(2) 生の細胞壁の凍結割断
ディープエッチング像
〔×21,400〕

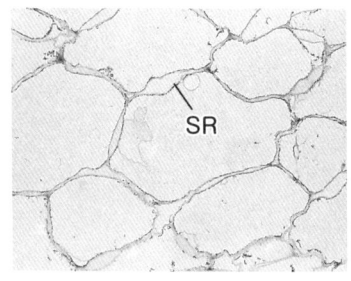

(3) 脱イオン水で30分煮た
組織の光学顕微鏡像
〔×110〕

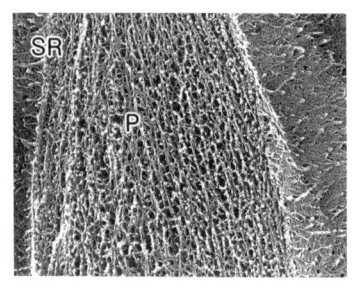

(4) (3)の細胞壁の凍結割断
ディープエッチング像
〔×17,000〕

CM：細胞膜，P：一次細胞壁，ML：中層，SR：中層が分離した部分

写真6-2　生と30分水煮したダイコン柔組織の顕微鏡像

うに強く軟化するわけである。細胞間の壁がこのように広がって緩むと調味液などが浸透しやすくなることが考えられる。水煮でなぜ中層が分離したのかを考えてみよう。

野菜を中性（pH5.0以上）の液で煮ると、ペクチンの分子内の結合がβ-脱離という現象によって切れて分子が小さくなるので溶け出しやすくなる。そのために、ペクチンによる細胞壁の結束性が弱まるので、組織のかたさが低下するのである。とくに、ペクチンを多く含みセルロース微繊維が少ない中層では細胞壁の分離が容易に起こりやすいのである。

写真6-2(2)と(4)は、生と30分煮たダイコン片の細胞壁の凍結割断ディープエッチング像をそれぞれ示している。写真6-2(2)に示すように生の細胞壁の断面は、セルロース微繊維がペクチンで隙間なく塗り固められてできた両側の細胞の一次細胞壁が中層でぴったりと接着されている。これは、写真2-4(1)で示したニンジンの細胞壁と同様の構造をしている。

水煮30分後の細胞壁はほとんど中層で分離しているために、写真6-2(4)は片側の一次細胞壁のみを示している。水煮することによりペクチン分子が分解して絡み合う力を失うので、セルロース微繊維間が広がってスポンジのような状態となっている。凍結割断ディープエッチング像を見ることにより、**細胞壁は水煮により中層が分離するばかりでなく、一次細胞壁自体もスポンジ化して軟化する**ことがよくわかる。

3 水煮により割れ方が変わる
軟化したものは細胞間で割れる

　水煮によってやわらかくなった野菜の細胞壁が中層で分離しているのを別の方法で確かめてみよう。

　生と水煮した後のダイコン片をそれぞれ手で割ってみるとどのような面が現れるか試してみた。試料をまず1cm幅の棒状に切り出し、その中央にカミソリで1mm程度の深さの切り込みを入れる。両端をもってその部分で割って現れた断面を走査電子顕微鏡の低真空モードで観察した（写真6-3）。

　生の場合を写真6-3(1)に示すが、細胞が割れてお椀の中を見るように細胞内が見える。細胞内はほとんどが液胞であるので、顕微鏡の真空中で水分が蒸発して残ったわずかな核や細胞小器官、膜系物質が干からびて存在しているのが見える。内部に何もないように見える細胞もあるが、その場合は別の半分のほうに細胞小器官が片寄っていたものである。

　水で20分煮た試料を割ってみると、写真6-3(2)に示すように細胞の割れたものはなく袋状の形が見られる。煮ることにより細胞壁の中層部のペクチンが溶け出すので、割ると中層の位置ではがれて一次細胞壁の袋の中に細胞が包まれた状態で割れているのである。ダイコンは固形となる成分が少ないので表面が少しつぶれて扁平であるが、カボチャのようにデンプンを含むものは割れた細胞の表面が膨れている。

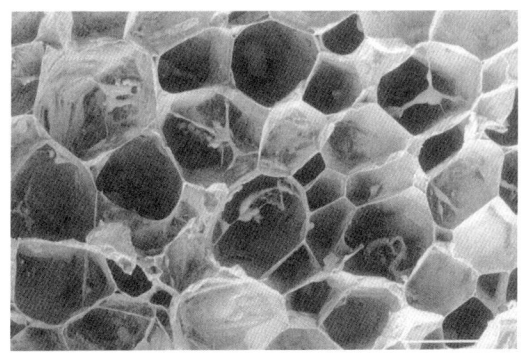

(1) 生のダイコンに切れ目を入れて，そこで割って現れた面

　細胞が割れてお椀のようになって内部が見えている。細胞の中はほとんどが液胞で占められており，細胞内器官がわずかに存在するが，真空の顕微鏡内で乾燥して干物となっている。

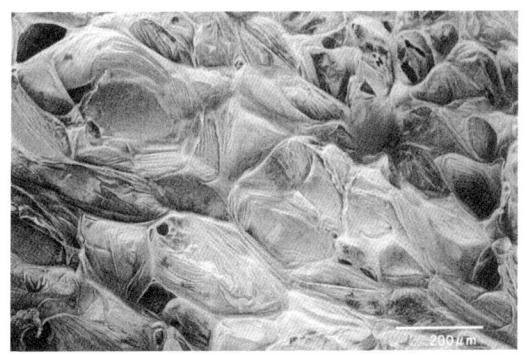

(2) 1 cm 厚さのダイコンを 20 分間水で煮てやわらかくした後，表面に切り込みを入れて，そこで割って現れた面

　細胞は割れずに袋状に見える。これは煮ることによって細胞壁の中層部が分離して，割ると細胞壁の間が分離している像である。

　細胞が内容物に乏しいので袋は少しつぶれている。

写真6-3　生と 20 分煮たダイコンを手で割ってできた面
〔低真空走査電子顕微鏡像，×58〕

4 調味料の影響
添加する調味料によって煮え方が異なる

煮物調理では調味料を加えて加熱することが多い。そこで，ある濃度を選んで調味料を溶かした液をつくって，その中でダイコン片を煮てかたさに調味料添加の影響があるかどうか調べてみた。

図6-2は，それぞれ5%食酢，5%砂糖（ショ糖），2%食塩となるような水溶液をつくって，その中で2.5分から15分間煮たダイコン片のかたさの変化を調べたものを示している。かたさは生ダイコンのかたさを100とした割合で示した。最も軟化しにくいのは食酢の液であった。pH4.0の液で煮た場合が最も

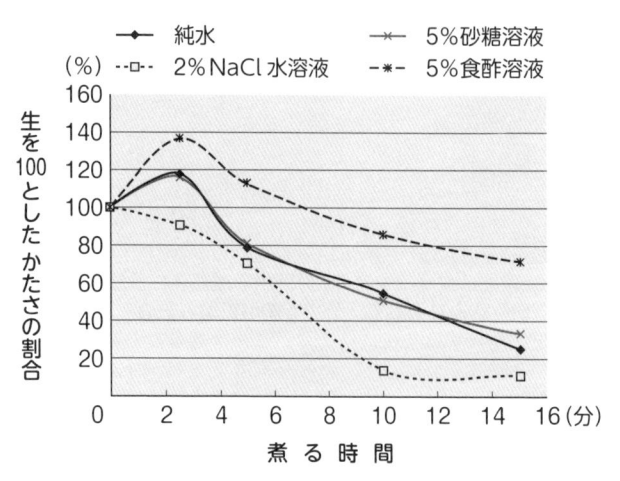

図6-2 調味料の液で煮たダイコンのかたさの変化

煮えにくいという研究結果もあり，酸性域にある溶液は軟化を抑制するように働く。日常的には酢レンコンのようなシャキシャキした歯ざわりを味わう料理は酢水で煮ることが行われる。

　砂糖の添加は，水煮の場合とほとんど同じ程度の軟化傾向で，煮るという条件下では砂糖は細胞壁に対しての影響が少ないといえる。

　2%食塩溶液は日常調理に用いる濃度より少し濃いが，ここでは食塩の影響をはっきり確認するために2%溶液を使用した。結果は水に比べて早くやわらかくなった。別に行った実験で，食塩は1.0%程度の実用的濃度においても明らかに軟化を促進することを確かめている。

　しょうゆは香りを逃がさないように調味の最後に入れるのが通常の用い方であるが，煮しめのように時間をかけて煮込む場合もある。しょうゆは食塩のほかに有機酸を含むのでpHが下がり，2%食塩と同じ濃度の塩分を含むしょうゆ液で煮ても軟化は抑制されて水煮とほぼ同じ軟化状態を示す。

　食塩は塩化ナトリウムであるが，なぜ軟化を促進するのであろうか。同じ1価の塩類である塩化カリウムはどのように作用するのか。また，2価の陽イオンをもつ塩化カルシウムや塩化マグネシウム，および3価のアルミニウムイオンはどう作用するのか。塩類はにがりのような天然物の他に食品添加物にも含まれるので，これらの塩化物を添加した液でも煮る実験を行った。

5 塩化物の影響
塩類には軟化を促進するものと抑制するものがある

煮るための液としては,食塩(塩化ナトリウム),塩化カリウム,塩化マグネシウム,塩化カルシウム,塩化アルミニウム,の5種類の塩化物の0.2M溶液(0.2M溶液は食塩の場合1.16%水溶液に相当)を用い,それぞれダイコン片を15分間煮た。煮た後のかたさは生のかたさを100とした割合で図6-3に示した。

この実験でも塩化ナトリウム溶液は水煮より早く軟化した。生の細胞壁を接着しているペクチンは,間に入った2価のカルシウムイオン(Ca^{2+})の橋かけによって分子同士が結合して網目構造を形成しているとされている。そこに1価のナトリウムイオン(Na^+)が入るとカルシウムイオンと置き換わってそれぞれのペクチン分子に1つずつ結びついて,その結果ペクチン分子間を分離してしまうのである。その結果,細胞壁の結束性が失われて軟化する。

分離したペクチンは煮汁に溶け出しやすくなる。さらに,煮ているうちに,それは$β$-脱離によってペクチンの構成単位である**ガラクツロン酸**に分解されるので,図6-3に黒丸印で示すように煮汁中に溶け出したガラクツロン酸の量が水煮より増える結果となっている。

塩化カリウム溶液も1価のカリウムイオンがナトリウムイオンと同様に働いて軟化を促進させる。

一方,2価の陽イオンである塩化カルシウムの液で煮ると水

煮よりも軟化が抑制されて煮えにくくなった。これは煮汁からしみ込んだカルシウムイオンによってペクチンの分子間に新たな橋かけが行われたためである。そのためペクチンは溶け出しにくくなり，煮汁中のガラクツロン酸の量も少ない結果であった。牛乳でジャガイモを煮ると軟化しにくいといわれるのも，牛乳中のカルシウムイオンの働きによるものであろう。

しかし，同じ2価ではあるが，マグネシウムイオンはカルシウムイオンの働きとは異なり，むしろ1価のナトリウムやカリウムの塩化物に近い軟化促進効果を示した。マグネシウムイオンとカルシウムイオンは同じ2価でも橋かけの作用は異なるよ

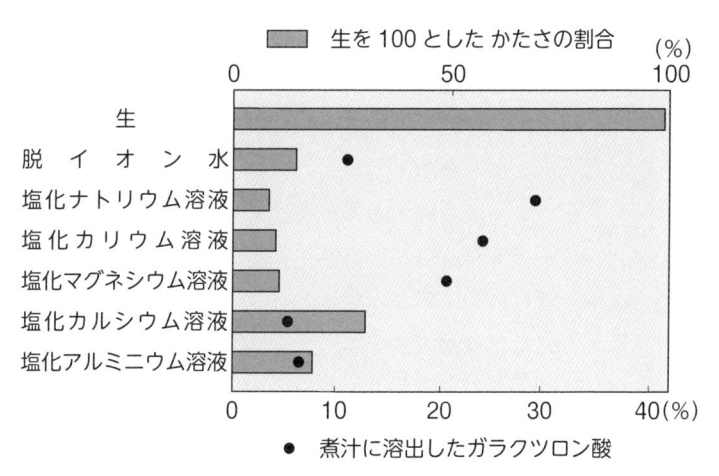

図6-3 ダイコン片を5種類の塩化物（0.2M 溶液）で15分間煮た場合の軟化の状態と煮汁に溶け出したガラクツロン酸の割合

(Tamura, S., Fuchigami, M, and Okuda, H：Proceedings of 7th International Symposium on Salt, Elsevier Science Publishers, p.640, 1993. 本表のデータ作成は渕上倫子氏による）

うである。

　3価の塩化アルミニウム溶液は，ダイコン片の軟化を抑制するように作用した。昔からクリやサツマイモの煮崩れ防止のためにアルミニウム化合物であるミョウバンの液で下ゆですることが行われてきたのもうなずける。

　では，塩化物の溶液で煮たダイコンの組織はどうなっているのであろうか。

6　塩化物の組織への影響
細胞壁の顕微鏡像から軟化の様子がわかる

　写真6-4は，塩化ナトリウム，塩化マグネシウム，塩化カルシウムおよび塩化アルミニウムの前項と同じ0.2M溶液で煮たダイコン片の柔組織の光学顕微鏡像と細胞壁の凍結割断ディープエッチング像を示している。

　塩化ナトリウム溶液で煮ると細胞壁の中層での分離が起こり（写真6-4(1)），そのうえ凍結割断ディープエッチング像でみると一次細胞壁自体もスポンジ状となっていて（写真6-4(2)），軟化の様子が容易に理解できる。ここには示さなかったが，塩化カリウム添加溶液で煮た場合も同じく軟化を早め，塩化ナトリウム添加とほぼ同様の顕微鏡像を示していた。

　さらに，塩化マグネシウム添加においても中層の分離が見られ（写真6-4(3)），塩化ナトリウム添加と同様な一次細胞壁のスポンジ化が見られた（写真6-4(4)）。

　しかし，塩化カルシウム溶液で煮ると，一次細胞壁の中層で

の分離は少なく(写真6-4(5))，凍結割断ディープエッチング像でもセルロース微繊維間に隙間がほとんどない(写真6-4(6))。セルロース微繊維の表面はペクチンと思われる果粒状に見える物質で覆われており，ペクチンの溶出が明らかに抑制されていることが分かる。同じ2価の陽イオンであるが，塩化カルシウムと塩化マグネシウムは顕微鏡でみても作用は異なっていた。

また，3価の陽イオンをもつ塩化アルミニウムの添加(写真6-4(7)，(8))では中層に緻密な顆粒が密着しており，中層での分離が見られず，軟化しにくいことがわかる像であった。

以上のことから，植物組織の軟化状態は顕微鏡観察により，かなりの程度知ることができるといえる。

7 デンプンを含む食品の変化
細胞が膨らんで細胞間が分離しやすくなる

光合成によって葉緑体の中に生じたデンプンは，貯蔵組織に運ばれて白色体(アミロプラスト)の中に貯蔵される。このことはすでに第3章で述べている。その例としてグリンピースの子葉部にある白色体にデンプンが蓄積されている様子を写真3-3(1)に透過電子顕微鏡写真で示したが，ここでは，グリンピースを水煮すると子葉部柔組織はどのように変化するかを示す(写真6-5)。

写真6-5(1)は生の**グリンピース**の子葉部柔組織を広い視野で見ることのできる光学顕微鏡写真で示している。生では細

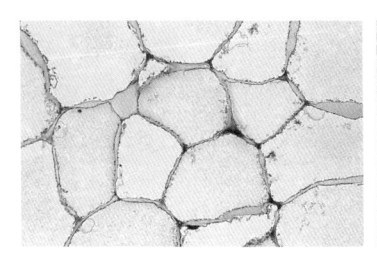

(1) 柔 組 織
〔光学顕微鏡像, ×110〕

用いた塩化物：塩化ナトリウム

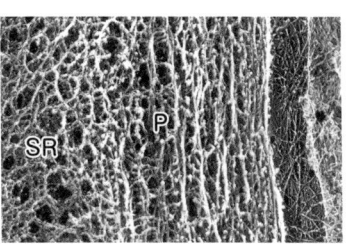

(2) 細 胞 壁
〔凍結割断ディープエッチング像,
×13,000〕

用いた塩化物：塩化ナトリウム

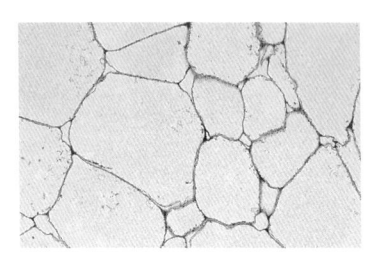

(5) 柔 組 織
〔光学顕微鏡像, ×110〕

用いた塩化物：塩化カルシウム

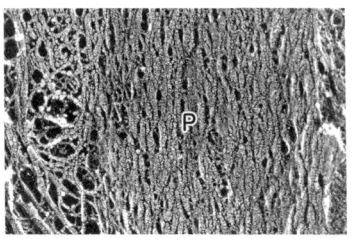

(6) 細 胞 壁
〔凍結割断ディープエッチング像,
×41,800〕

用いた塩化物：塩化カルシウム

ML：中層, P：一次細胞

写真6-4　塩化物の0.2M溶液

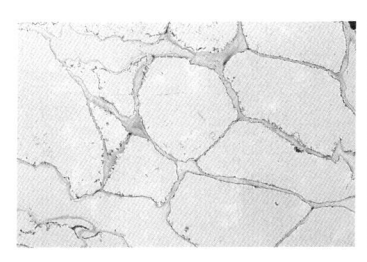

(3) 柔 組 織
〔光学顕微鏡像, ×110〕

用いた塩化物：塩化マグネシウム

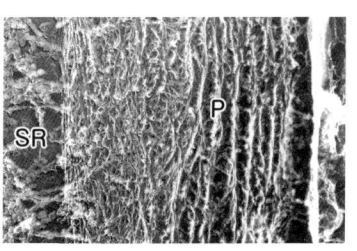

(4) 細 胞 壁
〔凍結割断ディープエッチング像, ×17,000〕

用いた塩化物：塩化マグネシウム

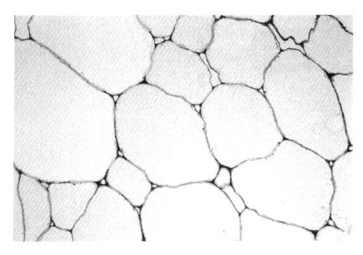

(7) 柔 組 織
〔光学顕微鏡像, ×110〕

用いた塩化物：塩化アルミニウム

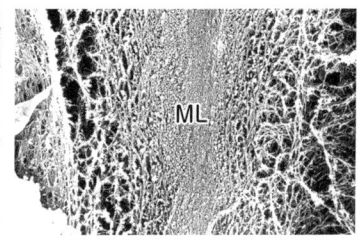

(8) 細 胞 壁
〔凍結割断ディープエッチング像, ×9,900〕

用いた塩化物：塩化アルミニウム

：細胞壁が中層で分離した部分

分煮たダイコン柔組織と細胞壁

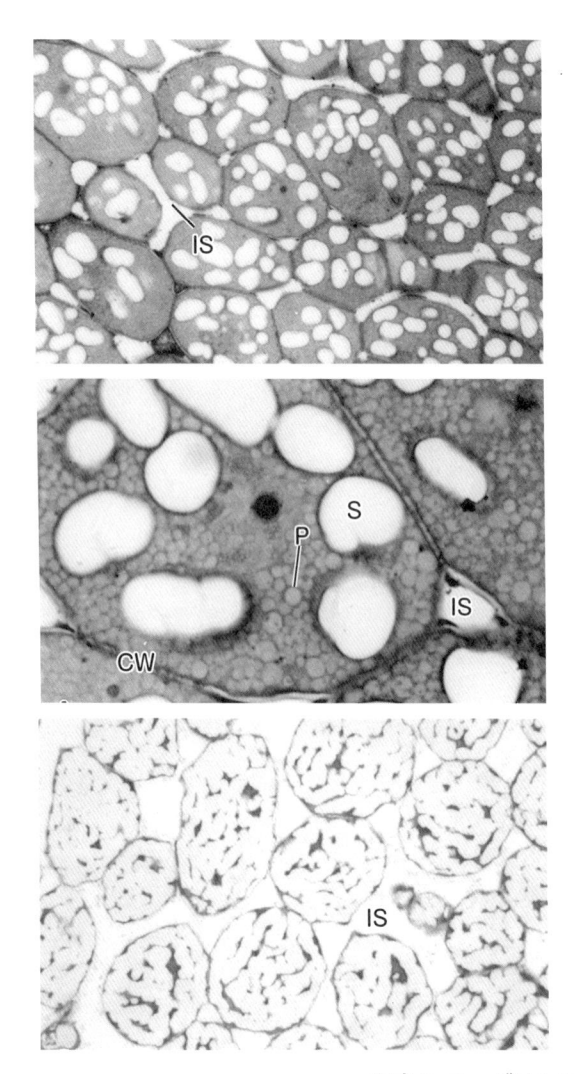

写真6-5　グリンピースの子葉
(田村咲江監修：食品・調理・

⑴ **生のグリンピースの子葉部**〔× 125〕

　　未熟なマメは水分が多いが，すでにデンプン粒を多く蓄えている。デンプン粒はトルイジンブルー染色では染まらないので図面では白く見えている。細胞の間には大きな隙間（IS）があるところが多く見られる。

⑵ **生のグリンピースの子葉部の強拡大像**〔× 490〕

　⑴と同じ試料をさらに拡大した光学顕微鏡写真である。細胞間に隙き間があるが，接着した部分では細胞壁は中層でしっかりくっついているのがわかる。デンプン粒の間にはタンパク質を蓄えている粒状のプロテインボディ(P)がぎっしりと詰まっているのが明瞭に見えている。この観察試料は写真3-3⑴(p.68)に示したグリンピースの場合よりも成熟度が後の時期のものである。ちなみに日本食品標準成分表2010によると，グリンピースは炭水化物15.3%，タンパク質6.9%となっている。

⑶ **3分間水煮したグリンピースの子葉部**〔× 125〕

　　デンプン粒は糊化して細胞内に広がり，細胞をいっそう丸くしている。そのため，細胞間が大きく広がって組織が緩んでやわらかくなっている。プロテインボディの中のタンパク質は熱変性により固まって細胞内をまとめる働きをしている。食した場合，舌にざらつきを感じるのは，このようにして一つひとつに離れた細胞の触感を感じているのである。

水煮による変化〔光学顕微鏡写真〕
組織学，p.69，学窓社，1999)

胞内にトルイジンブルーに染まらずに白く見えるデンプン粒が数多く存在しているのが見られる。その間にはトルイジンブルーによく染まるタンパク質を多く含むプロテインボディがすき間なく詰まっている。ダイコンなどに見られた大きな液胞は見られない。細胞間にはすき間が多いが、これらは細胞間隙である。そのため細胞壁同士の接着面は少ないが、面となって接着しているので組織はしっかりしている。さらに、光学顕微鏡でもより倍率の高いレンズで撮影した像を示そう。写真6-5(2)では球状をしたプロテインボディがすき間なく細胞内に存在していることがわかる。また細胞壁も中層でしっかり接着されているのが明瞭である。

　グリンピースを3分間水煮した場合の子葉部の光学顕微鏡写真を写真6-5(3)に示す。細胞内のデンプン粒が糊化して広がり、細胞を丸く膨らませている。そのため生の場合に比べて細胞壁の接着面がいっそう少なくなり、細胞間の隙間が著しく広がっている。熱いうちに食べれば舌に若干のざらつきを感じるのは、デンプンが中から押して膨らんでバラバラに分離した個々の細胞を感じているのである。したがって、水煮したグリンピースは容易につぶれて、緑色のポタージュなどをつくることができるのである。

　さらに考えを進めると、乾物の豆はどのようにして軟化するのか、気になるところである。乾物をいきなり加熱しても水分が少ないので軟化しにくい。そこで通常は常温の水に浸して吸水させてから加熱を行う。ここでは、インゲンマメの加熱による変化を光学顕微鏡写真で示す（写真6-6）。

写真6-6(1)は，水で戻した生の**インゲンマメ**の子葉部の組織を示している。細胞内に白く見えるデンプン粒とその間を埋めるように存在する多数のプロテインボディが存在するのはグリンピース（写真6-5(1)）の場合と同様である。細胞同士が接着している部分の細胞壁はグリンピースの場合と同じであるが，細胞間隙に接した面の細胞壁にはグリンピースと異なってかなりの厚みがあるのがインゲンマメの特徴である。写真6-6(2)は，圧力なべで煮てやわらかくなったインゲンマメの子葉部を示している，グリンピースと同様に細胞間が広がって，食べると口内で容易にバラバラになる状態になっている。しかし，細胞を包んでいる細胞壁は煮ても，細胞間隙に面していた部分は分厚いままである。インゲンマメの煮豆は他の豆よりざらつき感がやや強く感じられるのは，このためである。インゲンマメのほかにダイズ，アズキ，ラッカセイなどの豆の組織も顕微鏡を用いて観察しているが，細胞壁の肥厚はこれらの豆には見られていない。

　ジャガイモもデンプンを含む食品である（写真6-7）。写真は生のメークイン種のジャガイモの外髄部を示しているが，細胞内には大小のデンプン粒のほかには目立った構造物がみられず，水分の多い液胞が多くを占めているのがわかる。この水分が細胞内でデンプンが糊化するときに使用されるのである。ジャガイモの組織は煮るとどのように変化するのであろうか。

　ここでは，生からやわらかくなるまで煮た場合の軟化の過程を段階的に低真空走査電子顕微鏡写真で示す（写真6-8）。この場合の観察試料もメークイン種で1 cm厚さの輪切りにして，

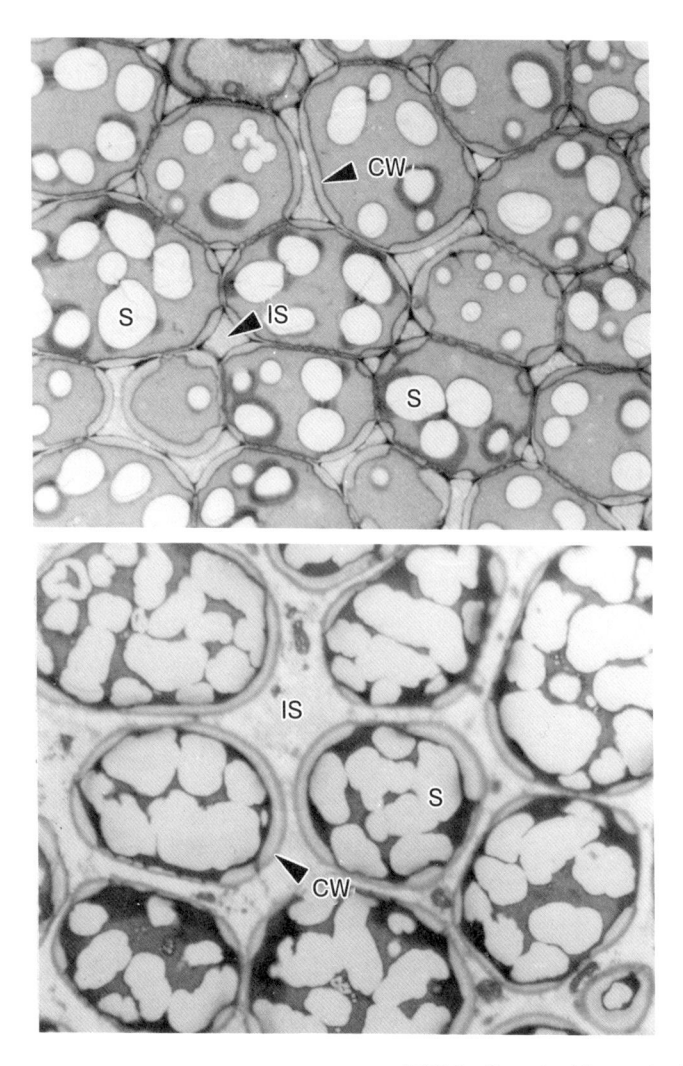

写真6-6 インゲンマメの子葉部柔組
(田村咲江編著:食品・調理・カ

(1) 20℃の水に15時間浸した生のインゲンマメ（金時豆）の子葉細胞

　白く丸いものがデンプン粒（S）である。その周囲にはタンパク質の豊富なプロテインボディがびっしり詰まっている。細胞間に隙間（IS）が多いが，細胞同士は部分的に中層でしっかり接着されている。接着されていない部分，すなわち，細胞間隙に面した部分の細胞壁（CW）はきわめて分厚いのがインゲンマメの特徴である。

(2) 水に浸したインゲンマメを圧力鍋でやわらかく煮たものの子葉細胞

　細胞内のデンプン（S）は糊化して膨らんで，細胞は丸くなっている。デンプンは周囲をタンパク質で包まれたような状態である。細胞間隙（IS）は大きく広がっていて，機械的につぶしたり，歯で噛んだりすると容易に組織が砕けるくらい軟化していることがうかがわれる。煮た後も細胞壁（CW）の分厚い部分は存在している。餡にしても細胞壁の分厚さは残っていて，インゲンマメの餡を食べた場合に，アズキの餡よりざらつきが大であるという評価がなされているが，この細胞壁が分厚いことが原因と考えられる。

水煮による変化〔光学顕微鏡像，×230〕
組織学，p.80，学窓社，1999）

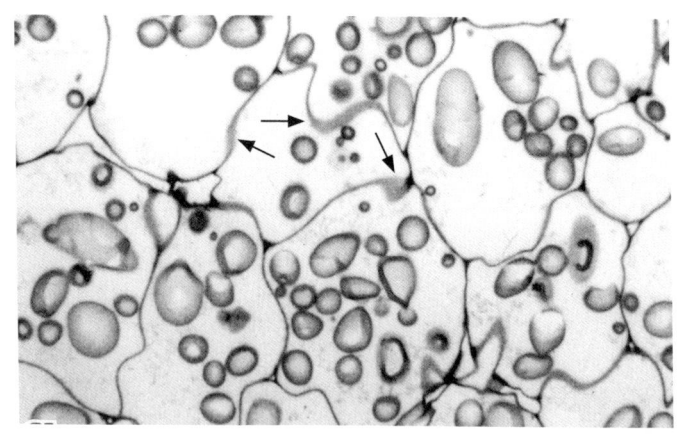

細胞内に大小のデンプン粒が見られる。しかし，これは1μm程度の厚さの切片で組織の断面を見ているため，デンプンも断面像であり立体的な形ではない。細胞内にはデンプンのほかに何もないように見えるが，空白の部分は液胞である。細胞があまりにも大きくなって核やその他の細胞小器官はこの切片上には存在しないだけで，細胞内のどこかには存在している。

　細胞壁がところどころ分厚くなっているのが見えるが（矢印），実際には厚みは変わらない。分厚く見えるところは，細胞壁が湾曲していてその部分は細胞壁を斜め切りしているので厚く見えるのである。

写真6-7　ジャガイモ（メークイン種）の外髄部に見られる柔組織〔光学顕微鏡写真，×200〕

一定時間水煮した後にとり出して，その一部を2cm長さで7mm角の棒状に切り，その中央に切り込みを入れて手で割ったその断面（観察場所は外髄部）を見ている。同条件の別の試料でかたさを測定してその値を図6-4に示している。

　写真6-8(1)は加熱前の生のジャガイモの断面である。写真6-3(1)に示したダイコンの場合と同様に細胞が2つに割

(×10⁵N/m²)

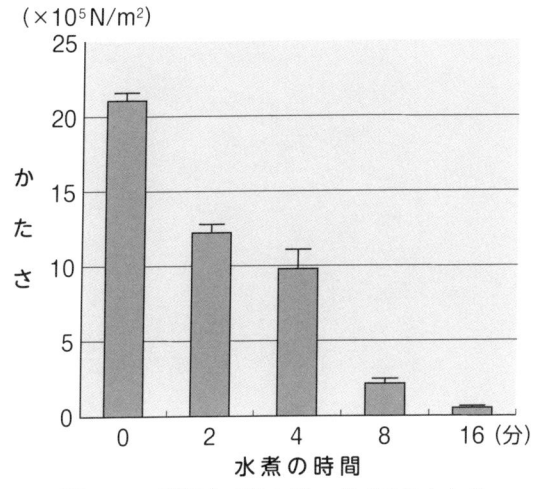

図6-4 蒸留水で煮たジャガイモのかたさ

れて内部が見えている。写真6-8(2)は4分間水煮したもので，かたさは生の1/2程度に減少しているが，まだかたくて食べられない段階のものである。この時点で細胞は割断されなくなり，細胞間にある中層の部分で分離するようになっている。しかし，内部のデンプンはまだ糊化が不十分であるらしく，細胞は膨れないで角張っている。写真6-8(3)は8分間煮たもので，この時点ではややかたいが何とか食することのできるかたさである。細胞は丸みを帯びて内部のデンプンは糊化が進んでいると想像される。細胞の表面は細胞壁から溶け出したペクチンと考えられる濃厚な糊のようなもので覆われている。写真6-8(4)は16分間水煮したもので，十分にやわらかく，食用に適している状態であった。バラバラに分離した細胞の表面は

(1) 生のジャガイモ外髄部の柔組織

ジャガイモを手で割って現れた面を見たものである。細胞が2つに割れて、中にある大小のデンプン粒が見えている。

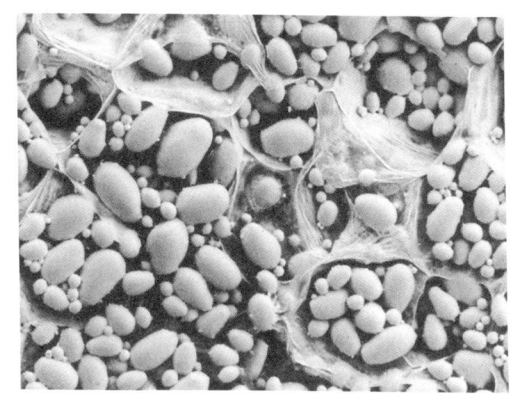

(3) 8分間水煮したジャガイモを手で割って現れた面

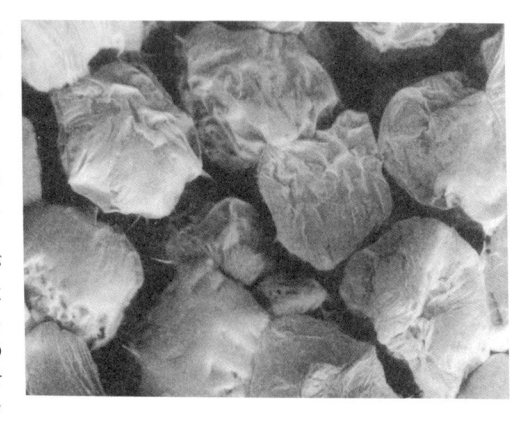

この時点では食べられないことはないが、まだホクホク感がしない。細胞は離れやすくなっていて、細胞のまわりには溶け出したペクチンと考えられる粘性物質が拡散しないで存在して分離した細胞の表面を覆っている。

写真6-8 ジャガイモが軟化するまでの過程を
(大羽和子・川端晶子編著：調)

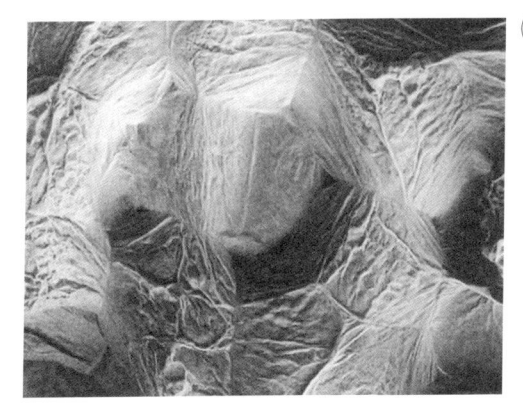

(2) 1 cm 厚さの輪切りのジャガイモを 4 分間水煮した後に手で割って現れた面（同じく外髄部の柔組織）

まだ食べられない程度のかたさである。割るのにも少し抵抗があったが，生とは違って細胞と細胞の間の中層部分で割れている。デンプンの糊化もまだ不十分らしく，細胞が丸くならずに角ばっている。

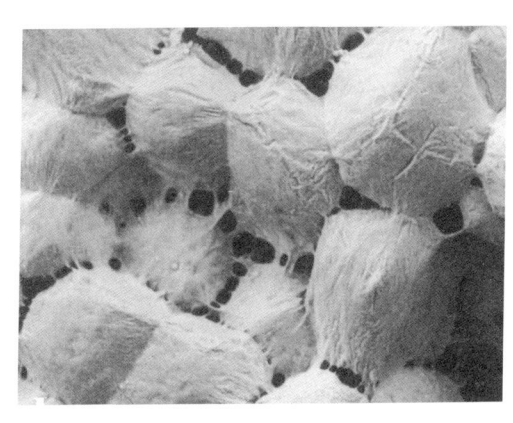

(4) 16 分間水煮したジャガイモを手で割って現れた面

適当な煮え加減で，ホクホクしてやわらかく香りもよくなっている。細胞はデンプンの糊化によって丸く膨れている。

細胞間隙の粘性物質はゆで汁の侵入により薄められたのか，糸を引くようななめらかさとなっている。

的に示した低真空走査電子顕微鏡写真〔× 115〕
実験，p.39，学建書院，2003)

7　デンプンを含む食品の変化　　121

なめらかで、表面を覆うペクチンと考えられる物質が流動性を増して糸を引くようになっている。いかにもおいしそうな表情をしている。いや実際に、最もおいしく食べられた試料であった。

ジャガイモでつくる「粉ふきいも」の「粉」とは何か。ジャガイモを水ゆでにした後に、ゆで水を捨てて鍋の中でイモを揺り動かして、表面にできた白い部分を低真空走査電子顕微鏡で観察した（写真6-9）。図に示すように、丸くボールのように

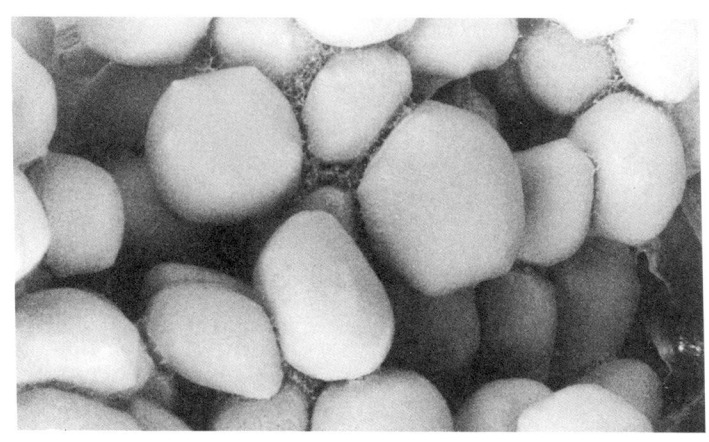

　　ジャガイモを30g程度の大きさに切って、やわらかくゆでてゆで汁をきった後、鍋をゆすって粉を吹かせると、いもの表面に白い粉が吹く。その粉の部分をすくって試料台に載せて見たものがこの写真である。「粉ふきいも」の粉はジャガイモの細胞がばらばらに分離したものである。細胞表面にあったペクチンはゆで汁で洗い流されてなくなり、細胞壁に囲まれた丸い細胞の集合体となっている。
　　写真6-9　「粉ふきいも」の「粉」の低真空走査電子顕微鏡像
　　〔× 115〕

膨れた細胞の集まりが「粉」であることがわかった。ペクチンはゆで水で洗い流されて表面には何もなく，細胞は破れていないので内部のデンプンの流出もない。これでは「粉」に粘性を感じないのも当然である。

　一方，同じくデンプンを含むいもでも**サトイモ**の場合は食感がジャガイモとはかなり異なっている。サトイモは通常，子いもが一般に食べられるが，食したとき粘性が強く，ジャガイモのようにほくほく感じるものはあまり多くない。粘性についても，半ば関心をもって組織がどうなっているのか調べてみた（写真 6-10）。

　写真 6-10(1) は生のサトイモの柔組織を示している。ジャガイモの場合のようにデンプン粒の存在がはっきり形として認められないのは，すでに写真 3-3 (2)（p.68）に示しているように，サトイモの場合は，きわめて小さいデンプン粒が集合してできた複粒からなっているためである。

　さらに，ジャガイモの場合と異なる点は，細胞壁が強く染まっている部分が頻繁に見られることである。写真 6-7 に示したジャガイモの光学顕微鏡像と比べると，サトイモのほうが細胞壁が濃く染まり，部分的にいっそう強く染まっている部分があるのがわかる。

　写真 6-10(2) はサトイモを20分水煮したものの柔組織を示している。デンプンの糊化による膨潤のために細胞は丸みを帯びている。細胞間のすき間には，トルイジンブルーの酸性色である赤紫に濃く染まる物質が多量にたまっているのが印象的である。ペクチンも酸性色を示すので，ペクチンのみか，それと

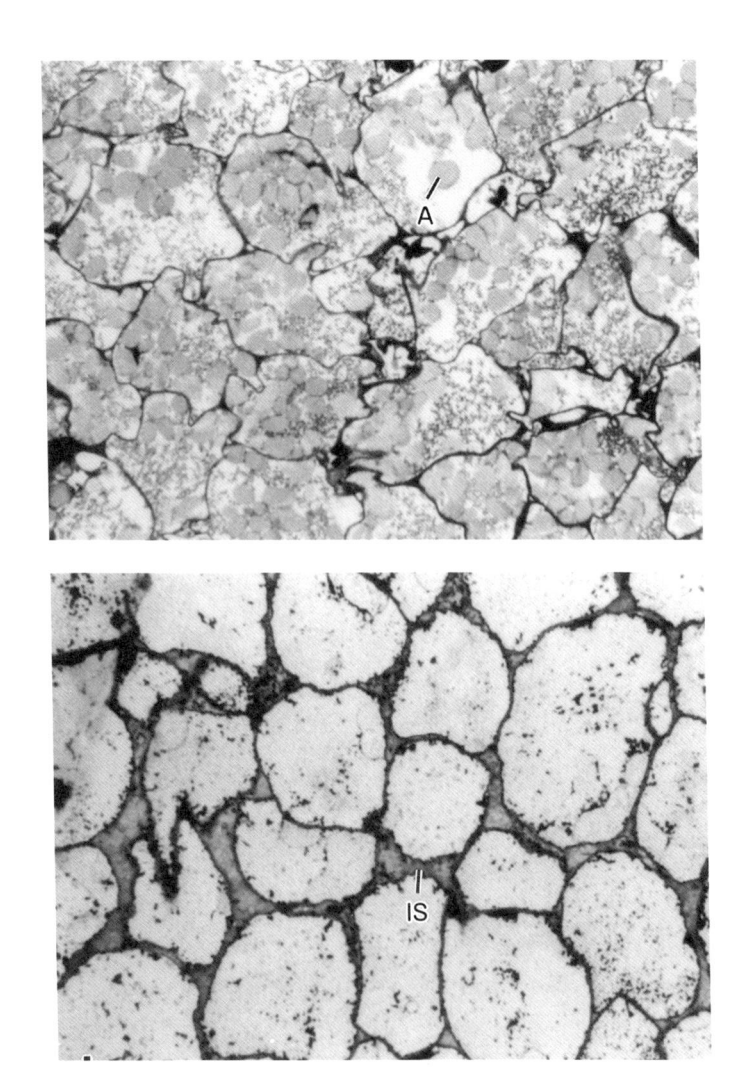

写真6-10 サトイモを水煮した

(田村咲江編著:食品・調理・

124 第6章 野菜は加熱するとどう変化するか

(1) 生のサトイモ（球茎）の柔組織

　サトイモのデンプンは複粒で一つのアミロプラスト（A）にきわめて小さいデンプン粒が多数詰まっている（写真3-3⑵，p.68参照）。細胞壁は複雑に入り組んだ部分があったり，ジャガイモの細胞壁（写真6-7参照）に比べてかなり厚みがあったり，濃く染まっているのが特徴である。

(2) 1 cm 厚さの輪切りにして 20 分間水煮したサトイモの内部の柔組織

　糊化したデンプンが膨潤して細胞内に広がり，細胞は丸くなっている。そのため細胞間は広がっているが，そのすき間にトルイジンブルーの酸性色である赤紫色を示す物質が充満している。ここではペクチンその他の多糖が大量にたまっていると考えられる。煮ると細胞間に大量にたまる物質はサトイモのぬめり成分と関係があるのかもしれない。そのためか，あるいはデンプンの大きさが違うためか，サトイモはジャガイモに比べてホクホク感よりも粘性を感じるようである。
　IS：細胞間隙

変化〔光学顕微鏡写真，× 220〕
組織学，p.68，学窓社，1999)

も他の物質が混じっているのか判断できないが、別の試料を手で割って低真空走査電子顕微鏡で見たときに、細胞表面に粘性の強い物質が多量に存在するのが見られたことからも、細胞間に粘性物質が存在する可能性を否定できない。

ここには示さないが、ヤマイモの場合は粘性物質が明らかに細胞内に存在しており、また煮ると粘性が低下するのでサトイモの粘性物質とは異なる。サトイモは皮をむくとその表面に粘性をもった液体が玉状になって噴き出してくることがあったり、水煮するとかなり早い時期に煮汁が粘性を示したりすることからも、細胞間に粘性を示す物質がある可能性が否定できない。

8 乾式加熱の影響
焼く、炒めるで組織の状態が変化する

油を熱媒体として**乾式加熱**を行う調理法に**炒める**、**鉄板で焼く**、**揚げる**のような調理がある。これらの調理では油とともに香ばしい風味が加わり、栄養素の損失も少なく、しかも短時間で加熱できるので野菜の調理にも広く使用されている。そこで100℃以上の熱で調理すると野菜の組織はどのように変化するか、それはかたさの変化とどう関係するのかを調べたいと考えた。

実験に用いた材料はニンジンで、根の最上部は切り落として、その下から5mm厚さの輪切りを6〜8枚切り出して、それをいちょう切りにして試料片とした。かたさの測定や、顕微

鏡観察用試料を切り出した部位は形成層の輪の外側の赤い色をしている皮層部（師部柔組織も含む）とした。図6-5に試料の処理過程を示している。

加熱の方法は，**ホットプレートを用いて片面連続加熱**をすることにした。プレートの表面温度は140℃，160℃，180℃，200℃の4段階に設定した。ホットプレートの上に試料重量の5％の油をひいて，その上にニンジン片を並べて，30秒から4分間加熱した。

図6-6のグラフは，ホットプレートで加熱したニンジン片の加熱面から測定した**かたさの時間的変化**を示したものである。グラフからわかるように，加熱温度が高いほど，また加熱時間が長いほどやわらかくなった。

写真6-11はホットプレートに接触していた面に垂直に切り出した試料の断面の光学顕微鏡像を示している。写真の左側が加熱された面で，ひいた油が表面に広がっている。30秒加熱（写真6-11(1)）ではまだニンジン片の組織に変化が小さい。1.5分加熱（写真6-11(2)）では表面部の2〜3層の細胞が脱水のために扁平に委縮して，その内側の組織との間がはがれて空隙ができてその中に油滴が少し入り込んでいるのが見られる。3分加熱（写真6-11(3)）では表面の組織がさらにいっそう萎縮したようになって，それがかなり内部にまで広がり，そのあたりの細胞壁の間に隙間ができて油滴が内部に浸透している。よく見ると，細胞はほとんど壊れずに，細胞壁の中層での分離に沿って油は内部にしみ込んでいる。4分も加熱すると（写真6-11(4)）表面は褐色に色づいた膜状の層があり，その内側には

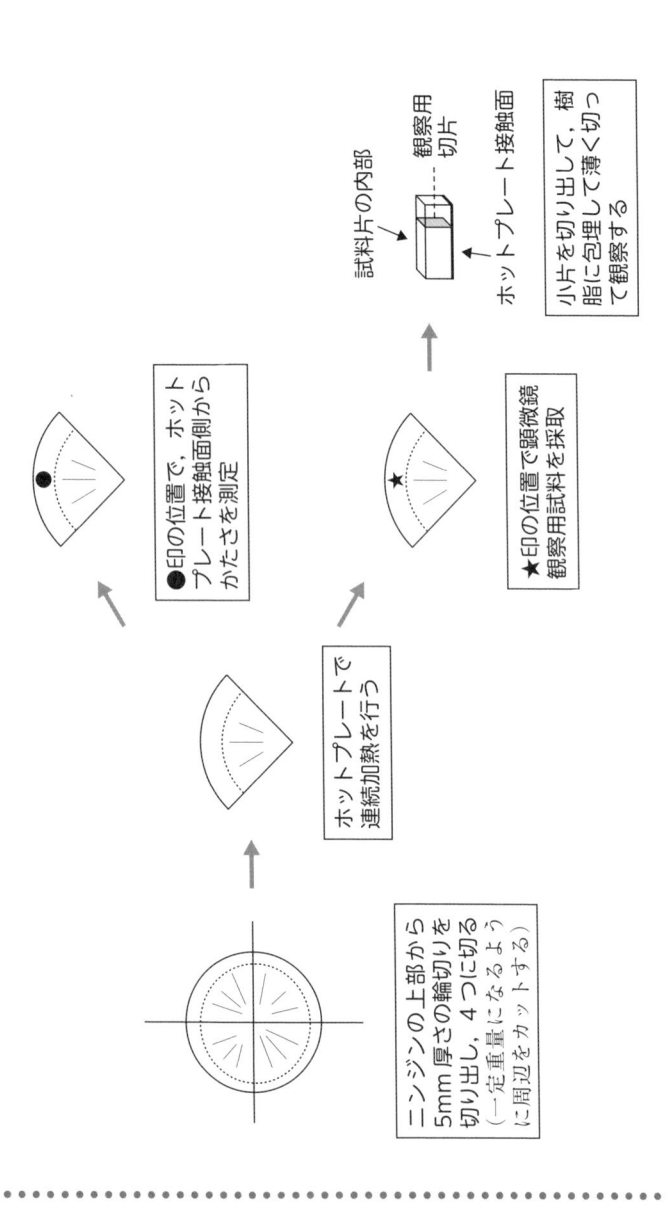

図6-5 ニンジン片のかたさ測定と顕微鏡観察を行う過程

- ニンジンの上部から5mm厚さの輪切りを切り出し、4つに切る（一定重量になるように周辺をカットする）
- ホットプレートで連続加熱を行う
- ●印の位置で、ホットプレート接触面側からかたさを測定
- ★印の位置で顕微鏡観察用試料を採取
- 小片を切り出して、樹脂に包埋して薄く切って観察する
  - 試料片の内部
  - 観察用切片
  - ホットプレート接触面

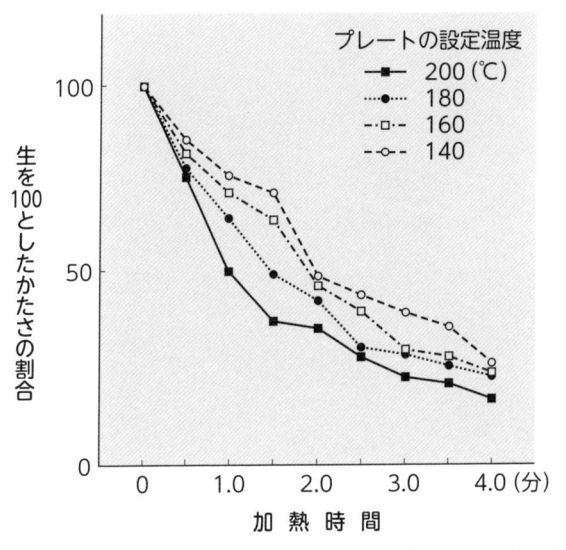

図6-6 ホットプレートの温度を変えて加熱したニンジン片のかたさの変化

巨大な空隙の層ができている。さらに詳細に観察するために，超薄切片の透過電子顕微鏡観察を行った。

写真6-12は生のニンジンと4分加熱の試料の透過電子顕微鏡像である。生の写真（写真6-12(1)）では細胞壁とその周辺に存在する細胞小器官が見られる。4分加熱後の表面部の断面（写真6-12(2)）では，3層ほどの細胞が扁平に圧縮されて貼り合わせた板のような状態になっているのがわかる。これは，ホットプレートに接した面からの急激な脱水により細胞の容積が縮小して板状になったもので，細胞壁に挟まれて扁平に見える電子密度の濃い部分は核や細胞小器官が寄せ集められている

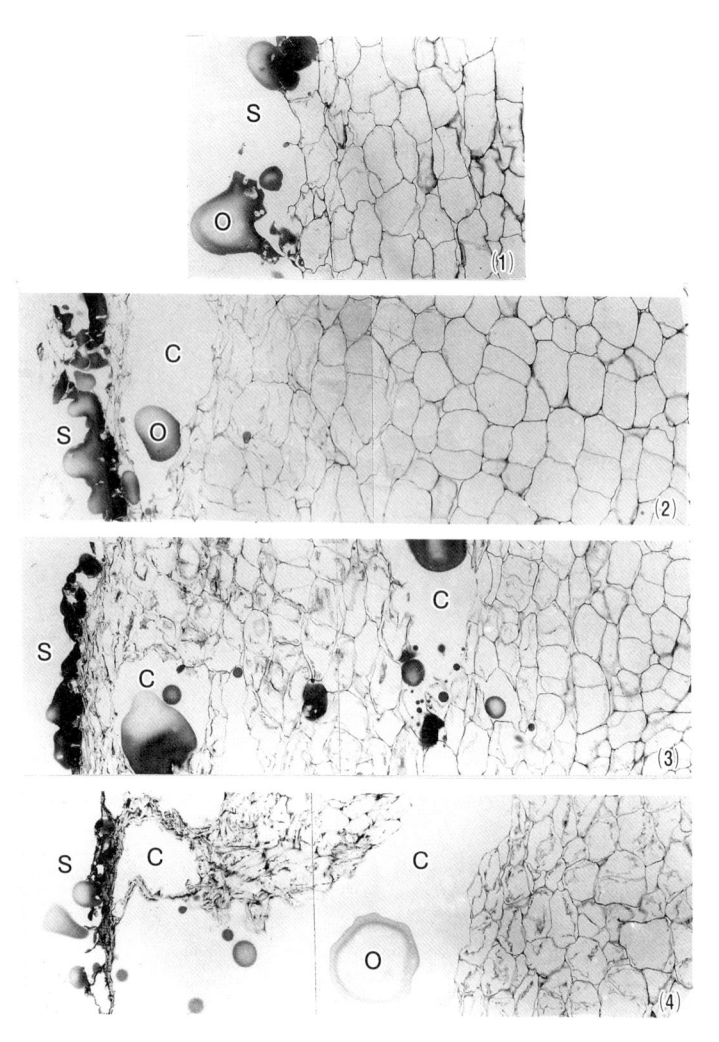

写真6-11 表面温度を200℃に設定し
皮層部分の表面付近を経時的

130 第6章 野菜は加熱するとどう変化するか

(1) 30秒加熱したニンジン片の表面部分（断面）

　　写真は皮層部のホットプレート接触面に対して直角に切った断面を示している。左側が試料片の外表面部（ホットプレート接触面）で右側が内部である。表面（S）に炒めるのに用いた油（O）が付着しているが，表面も内方の組織もまだ細胞壁の損傷や細胞の変形はほとんど見られない。

(2) 1分30秒加熱したニンジン片の表面部分（断面）

　　表面（S）の内側数層の細胞は高熱により脱水されて圧縮状態となり，壁のようになる。すると内側の水蒸気が蒸発しにくくなって，壁の内側にたまる。蒸気は組織を押し広げて，そこに空隙（C）を形成する。すると，その中に油（O）がしみ込んでくるのである。

(3) 3分加熱したニンジン片の表面部分（断面）

　　加熱による軟化が次第に内部に及んでいくと，内部は煮た場合と同様に細胞壁に変化が起こり，中層の分離が見られるようになる。煮た場合に比べて，表面（S）に近い部分は脱水で細胞が強く萎縮している。同時に，細胞間隙が部分的に広がって内部にも空隙（C）が生じて，油滴も内部に侵入している。油は細胞間隙を伝って侵入する。

(4) 4分加熱したニンジン片の表面部分（断面）

　　4分加熱したものでは，表面（S）は濃い褐色に色づき，内部の空隙（C）も巨大化してやや焼きすぎである。内部の細胞まで萎縮が進み，細胞間の分離が著しいが，細胞自体の破壊はほとんど認められない。
　　O：油滴

ットプレートで加熱したニンジン片の
察した光学顕微鏡写真〔×97〕

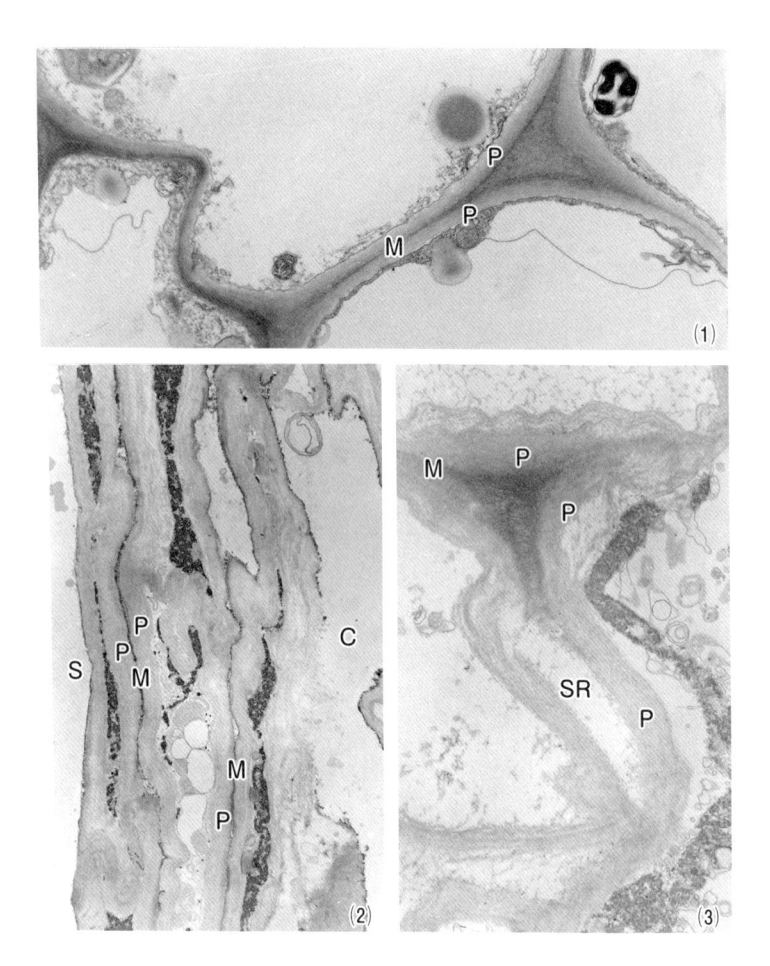

写真6-12 生と200℃に設定したホッ
の透過電子顕微鏡像

(1) **生のニンジン皮層部の細胞壁**〔× 9,000〕

　4つの細胞を仕切っている細胞壁を示している。一次細胞壁（P）が中層（M）でぴたりと接着されてかたさを保っている。

(2) **4分加熱したニンジン片の表面部**（断面）〔× 3,500〕

　写真の左側がニンジン片の表面（S）で，右側が内部である。表面付近の細胞は高熱により水分を奪われて数層が扁平化して，細胞の内部は固形物を残すのみとなっている。これらの圧縮された細胞層が表面に壁のような膜を作って内部の水蒸気を逃げにくくするため，内部との境に大きな空隙（C）ができている。
　M：中層，P：一次細胞壁

(3) **4分加熱したニンジン片の内部**〔× 9,000〕

　「煮る」という操作をした場合と同様に，一次細胞壁（P）が両側に分離して間にすき間（SR）を生じて軟化を物語っている。内部にも脱水が及んで細胞壁も曲がって細胞が萎縮していることがわかる。
　M：中層

レートで4分加熱したニンジン片

ものである。このような板状の構造が表面にできると内部の水分の蒸発の障害となり，板状部分の内側に水分がたまるので，そこに空隙（からっぽではなく，水や水蒸気がたまっている）ができる。板状の部分は高温となるため，そこには褐変反応とともにいろいろな揮発性成分が生じて，香ばしい状態に調理される。

　空隙の内側の柔組織（写真 6-12(3)）は煮ると同じ状態で加熱されていて，細胞壁にあるペクチンの分解と溶出によって軟化が進む。しかし，強い脱水のために，煮る場合に比べて細胞が縮んで容積が小さくなっており，細胞壁が曲がっている。内部の口ざわりは水煮に比べてソフトなのではないかと想像される。素揚げの野菜の場合にも，全表面からの脱水によってこのような板状の構造がまわり全体にできる。

　炒める調理ではホットプレート加熱のように連続的に加熱されるのではなく，高温に接触しても次の瞬間には離れて試料の全面が加熱される。

　炒め物では，火力の影響が大きい。ガスこんろの火力を変えて比較した結果では，中華料理店で使用するような強火で炒めると，家庭用ガスこんろの火力に比べてニンジン片が早く軟化し，脱水のためにニンジン片の角が早く丸くなった。火力が小さいと水分の放出が少なく，組織は煮る調理に近い状態となる。

　野菜を170℃程度で**素揚げ**する場合はアミノカルボニル反応によって香ばしい風味が生じるが，同時に著しい脱水が起こって全面がホットプレート加熱の状態となり，煮る調理よりも早く軟化して，しかも表面がからりと揚がる特徴がある。

第7章
野菜は冷凍すると
どう変化するか

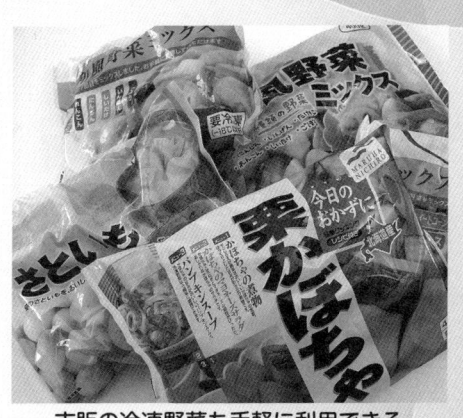

市販の冷凍野菜も手軽に利用できる

近年は貯蔵法の一つとして，野菜の**冷凍**も日常的に行われるようになっている。しかし，野菜は**解凍**しても生鮮時のようにはもどらない。野菜の可食部はほとんど柔組織からなっており，細胞内に巨大な液胞をもっているので，**自由水**を多く含んでいる。その自由水は冷凍すると**氷結晶**となりやすく，組織内に氷結晶ができると水分が移動する。さらに，水分の氷結によって組織の容積が増すので全体的に損傷が生じ，解凍したときに復元できない。

　組織が破壊されると細胞の中も当然，障害を受けて，核や細胞小器官なども物理的に変性する。しかし，この変性は熱変性ではないので，酵素をはじめ多くの成分は活性を維持しており，解凍後は速やかに変質が進む。したがって，解凍した野菜は素早く食べるか，加熱調理をすることが望ましい。

　では，冷凍すると組織にいったいどのような変化が起こるのか。野菜にもいろいろあるが，デンプンをほとんど含まないニンジンとデンプンを含むカボチャの2種類をとり上げて，本章では冷凍処理が組織をどのように変化させるかに焦点をあてて観察する。

1 氷結晶の生成
細胞間隙に大きな氷結晶ができる

　初めに，大きな液胞をもつ柔組織からなるニンジンを冷凍するとどうなるかについて見ることにしよう。

　観察に用いたニンジンは五寸ニンジンで，根の上部から

1 cm厚さで3.5〜4.0 gのいちょう切りを切り出して，65℃ 10分間の**予加熱**を行った。野菜を50〜65℃程度で加熱すると，細胞壁のペクチンが細胞壁をしっかり固めるので（図6-1，p.98参照），組織が崩れにくくなって冷凍の影響がより明確に観察できると考えて予加熱を行ったのである。その後，一定量をナイロンポリ袋に入れて脱気包装したものを冷凍した。急速冷凍庫の庫内温度を-45℃に設定して，アルミトレイに袋を載せて試料片が-40℃になった後，5分間経過するまで冷凍した。顕微鏡観察用の試料は皮層部（形成層輪の外側の赤色の濃い部分）から切り出した。かたさの測定も同じ場所で行った。

冷凍処理前後の光学顕微鏡像を写真7-1に示した。ニンジンの皮層部は，ほぼ均一な細胞からなっている（写真7-1(1)）。この写真の細胞間のすき間をコンピュータのソフトウエアによって黒く塗ってみると細胞間隙の面積は3%程度でごくわずかである（写真7-1(2)）。細胞壁は両側の細胞をしっかりと接着している様子がわかる。-40℃まで冷凍して解凍したものは（写真7-1(3)），細胞がやや萎縮して，細胞間の接着がところどころではがれてすき間が広がっているように見えるが詳細はわかりにくい。しかしよく見ても，細胞自体が破壊されている場所は見あたらない。同じ写真の細胞間のすき間を黒く塗ってみると（写真7-1(4)），大小の**氷結晶**の跡が組織の中に広く分布しているのがわかる。氷結晶跡（以下では，「跡」を省略する）の組織中に占める割合を**画像解析ソフトウエア**によって解析した結果，-40℃で冷凍したものでは，20.6±2.9%の面積が氷結晶であった。「写真で示された物体の面積比は，その組織の

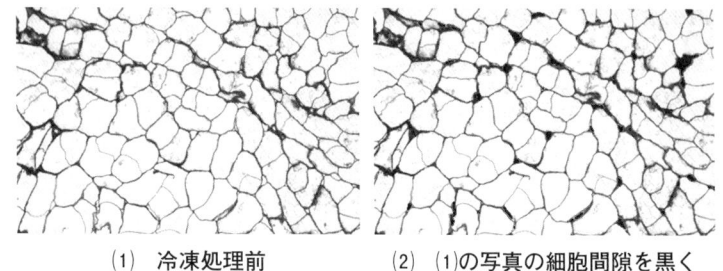

(1) 冷凍処理前　　　　　　　(2) (1)の写真の細胞間隙を黒く
　　　　　　　　　　　　　　　　塗ったもの

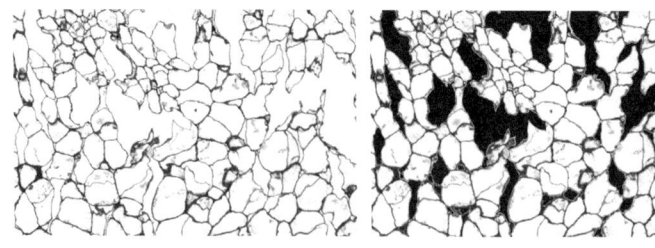

(3) 冷凍庫で−40℃まで冷却し　(4) (3)の写真の細胞間隙を黒く
　　た後に解凍した試料　　　　　　塗ったもの

写真7−1　冷凍処理前後のニンジン皮層部の光学顕微鏡像〔×62〕

中の容積比に等しい」ということがWeibelら（1966）によって証明されているので，このニンジンの冷凍の場合皮層部の容積の約20%を氷結晶が占めたと考えてよい。

　なぜ，氷結晶が細胞間隙に多くできるのだろうか。細胞内液に比べて細胞外液のほうが溶質の濃度が低いために，はじめ細胞外に**氷核**ができる。それに向かって，細胞内の自由水が次第に移動して，氷結晶が細胞外で大きくなるのである。この細胞間にしみ出た水分は解凍後も細胞内に再吸収されることなく，細胞外にとどまっている。

解凍後の**テクスチャー**はどう変化しているのだろうか。測定結果は**破断応力**（$\times 10^5 \mathrm{N/m^2}$）が冷凍前の42から冷凍・解凍後は18へ，**破断ひずみ**は冷凍前の20％から冷凍・解凍後は50％へと変化して，やわらかく，また**歯で噛み切ろうとするとすぐには切れずに変形しながら噛み切ることになる**。

2　冷凍貯蔵中の変化

氷結晶は増大する

　細胞内にデンプンを含むカボチャは冷凍の直後と冷凍後貯蔵したものでは，どのような違いがあるのだろうか。

　カボチャは，一定部位から皮つきで直径1.5 cm，高さ1.2 cmの円盤を切り出して試料片とした。カボチャの肉質は個体によってデンプン含量などに違いがあることを日ごろ経験しているので，試料片の**比重**をあらかじめ測定した（比重は皮つきの試料片で測定したので，果肉の部分のみの値ではない）。試料片はナイロンポリ袋に入れて脱気した後に65℃10分間の予加熱を行った。冷凍は前項で述べたニンジンの場合と同じ条件で行い，−40℃に達して5分後に冷凍完了とした。次いで，−30℃の保管庫に移して3か月貯蔵した。

　生，予加熱後，−40℃で冷凍，および冷凍後−30℃で3か月貯蔵した試料の4種類を解凍して組織の変化を観察した（写真7-2）。写真7-2(1)は，カボチャの果肉（果皮）の新鮮な柔組織を示している。このカボチャは，比重が1.078でデンプンの蓄積が比較的多いほうである。細胞内には蓄積されたデンプ

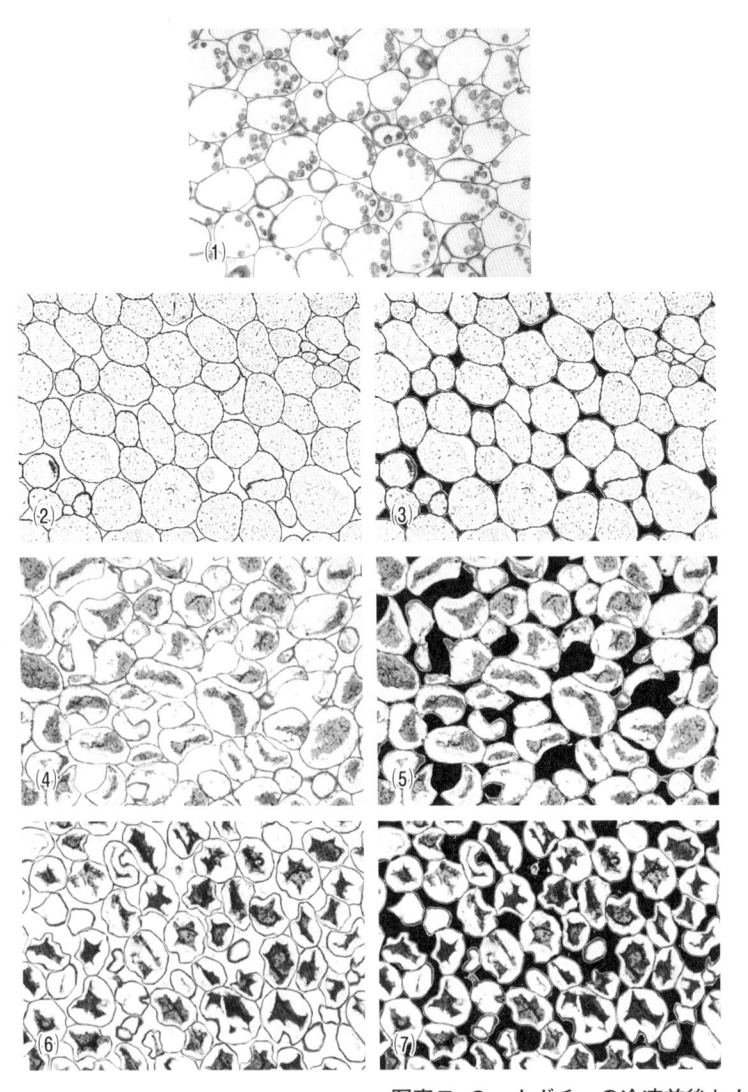

写真7-2 カボチャの冷凍前後および

140　第7章　野菜は冷凍するとどう変化するか

⑴　生のカボチャ（比重 1.078）の柔組織

　細胞内にはデンプン粒が存在している。このカボチャ片の比重は 1.078 で，比較的デンプンの多い個体である。
　冷凍処理を行う前のカボチャで，細胞内にはデンプン粒が見られる。

⑵　65℃ 10 分間の予加熱を行ったカボチャ片の柔組織

⑶　⑵の細胞間隙を黒く塗りつぶした写真

　細胞壁を強固にして冷凍後の変化をより明確にするために予加熱を行った。この加熱によってデンプンは糊化して細胞内に広がっていることがわかる。細胞間隙はニンジンの場合よりやや多いように見えるが，全面積の 3% 程度でカボチャ本来に見られる隙間である。

⑷　−40℃に冷凍したカボチャ片の柔組織

⑸　⑷の細胞間隙を黒く塗りつぶした写真

　冷凍前（予加熱後）に比べて細胞の間の隙間が大きくなっている。細胞壁の中層部に氷核が生じて，それに向けて冷凍過程で細胞内の水分が集まって氷結晶を形成しているのである。細胞内のデンプンが凍結する時に容積が収縮して細胞内にも空隙と見られるところに氷結晶が存在するようになる。このような試料片は解凍後は著しく軟化している。

⑹　−40℃に冷凍した後に−30℃の冷蔵庫に移して
　　3 か月貯蔵したカボチャ片の柔組織

⑺　⑹の細胞間隙を黒く塗りつぶした写真

　細胞内の糊化デンプンがさらに脱水されて金平糖のような形になり，細胞のサイズも小さくなっている。水分が細胞外の間隙に移動して細胞外の氷結晶が貯蔵前より増加しているようにみえる像である。

冷凍貯蔵後の柔組織〔光学顕微鏡像，×75〕

ン粒が観察される。65℃10分間予加熱したものでは（写真7-2(2)），デンプンが糊化して細胞内に充満しているため，細胞は丸みを帯びている。同じ写真の**細胞間隙**を黒く塗ったものでは（写真7-2(3)），細胞が丸みを帯びたため間隙が若干広がっている様子がわかる。−40℃まで冷凍した後5分間置いた試料では（写真7-2(4)），細胞内の糊化したデンプンに含まれる比較的自由な水が絞り出されて細胞内に氷結晶を生成して，糊化デンプンはやや濃縮した様子が見られる。同じ写真の細胞間隙（細胞外氷結晶）を黒く塗ったものでは（写真7-2(5)），細胞外の氷結晶の存在部位がわかりやすい。−40℃で冷凍した後に−30℃の保管庫に移して3か月貯蔵した試料では（写真7-2(6)），細胞内の糊化デンプンがさらに脱水されて濃縮して金平糖状になっている。細胞外氷結晶も貯蔵前に比べて増えているように見える。しかし，写真を見ただけで正確な差は判定できない。

そこで，冷凍直後と3か月貯蔵したものの写真から**細胞外氷結晶，細胞内氷結晶，および糊化デンプンの面積**をコンピュータの画像解析ソフトウエアにより求めた。その構成比率を帯グラフにしたものが図7-1である。この比率は先のWeibelらの証明から容積比率と考えてよい。予加熱の時点では，細胞の内外の空隙はごく少なく，95％以上は糊化デンプンの容積で占められている。冷凍後はデンプンの容積が半分以下になって自由水が細胞の内と外で氷結している。さらに3か月冷凍貯蔵した試料では，細胞内の水分が貯蔵中に細胞外に移動して細胞外氷結晶の割合が大となっている。庫内の温度を一定に維持する

```
■ 細胞外氷結晶    ■ 細胞内氷結晶    ▨ 糊化デンプン
    0              50            100 (%)
```

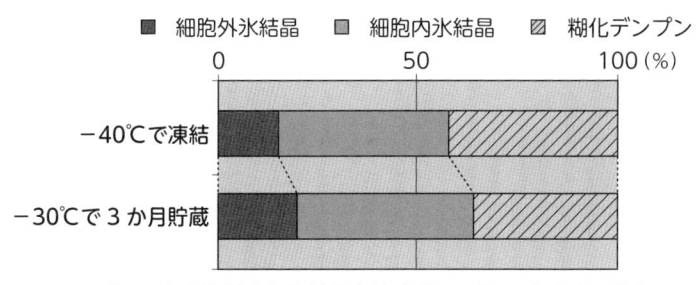

　−40℃で凍結

　−30℃で3か月貯蔵

−40℃で冷凍後解凍した試料と冷凍後−30℃の冷凍庫に移して3か月貯蔵した試料について，それぞれ撮影した光学顕微鏡写真を画像解析して集計した数値から比率を算出した。

図7-1　カボチャ片の冷凍後と3か月冷凍貯蔵後の柔組織中の氷結晶と糊化デンプンの構成比率

ために電源のON，OFFが頻繁に起こるが，その際のわずかな温度変化が水の移動をしやすくしていると考えられる。

3　カボチャの比重の影響

氷結晶は比重の大小で異なる

　カボチャの場合，生育環境や成熟度によってデンプンの含有量に相違がある。そこで，デンプンの多少を推定する値として比重を測定した。その結果から比重が大なものと小のものを選んで，2個のカボチャから切り出した試料片を，前項と同様の方法で冷凍して顕微鏡観察を行った（写真7-3）。

　写真7-3(1)は，試料片の比重が1.027と比較的小さい値のカボチャの冷凍・解凍後の柔組織を示している。写真7-3(2)は，その写真の細胞外氷結晶を黒く塗った図である。写真

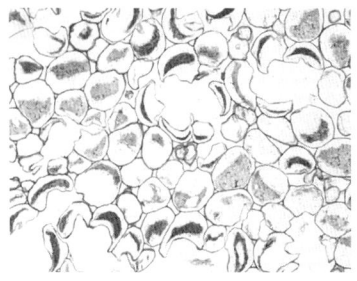

(1) 比重1.027のカボチャ片の柔組織

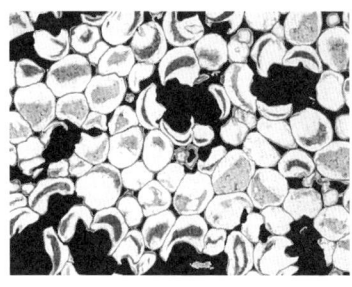

(2) (1)の写真の細胞外氷結晶跡を黒く塗った図

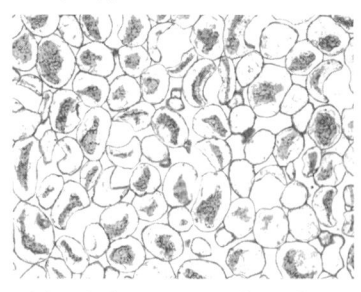

(3) 比重1.078のカボチャ片の柔組織

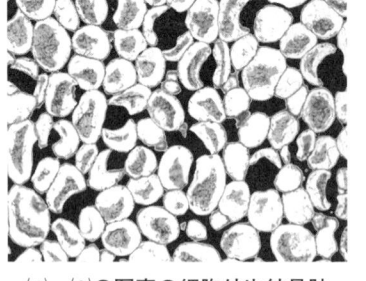

(4) (3)の写真の細胞外氷結晶跡を黒く塗った図

写真7-3　比重の異なるカボチャの冷凍後の柔組織〔×65〕

7-3(3)は，比重が1.078と比較的大きい値のカボチャの冷凍・解凍後の柔組織を示し，写真7-3(4)は同様に細胞外氷結晶を黒く塗ったものである。

両者を比べてみてわかることは，①比重の大なものは，細胞外氷結晶が小さく，数多く存在するのに対して，比重の小さいものは，形が大きく，数が少ない。②比重の小さいものでは，氷結晶をとり囲んでいる細胞は脱水されて扁平なお椀型になっ

ている（写真上では，三日月の形になっている），の2点がいえる。理由として，①の場合は，できる氷核の数が異なることがあげられる。②の場合は，比重が小さいものでは細胞内に自由水がより多く存在するので，その水は冷凍中に細胞外に移動して氷結晶を太らせ，その結果細胞はつぶれたように扁平になったのである。

比重の異なる2つのカボチャの柔組織内に見られる氷結晶の構成比率を図7-2に示した。このグラフから，比重の小さいもののほうが細胞外の氷結晶が多く，解凍後はより水っぽく感じられることがわかる。

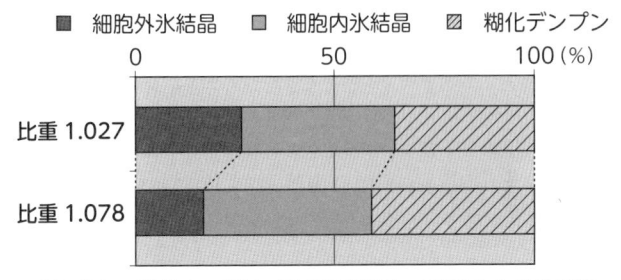

■ 細胞外氷結晶　■ 細胞内氷結晶　▨ 糊化デンプン

比重 1.027

比重 1.078

それぞれの試料を-40℃で冷凍後解凍して撮影した光学顕微鏡写真を画像解析した値から算出している。

図7-2　カボチャ片の比重の違いによる氷結晶のでき方の相違

冷凍後に生成する細胞外の氷結晶はできる限り少なく，かつ細かく分散していることが望ましいが，野菜の種類の違いや成熟度などの個体差もあり，一様ではない。また，冷凍野菜は長期にわたって貯蔵が可能であるが，長くなると細胞外の氷結晶が増えるので，なるべく早く消費したほうが望ましい。

参 考 文 献

1. Esau, K. : Anatomy of seed plants, 2nd Ed., John Wiley & Sons, Inc., 1977
2. Brett, C. and Waldron, K. : Physiology and biochemistry of plant cell walls, Unwin Hyman, 1990
3. Rudall, Paula：Anatomy of flowering plants(2 ed.), Cambridge University Press, 1994
4. Ledbetter, M. C. and Porter, K. R.：Introduction to the fine structure of plant cells, Springer-Verlag, 1970
5. Alberts, B., Johnson, A., Lewis, J., Raff, M., Roberts, K. and Walter, P.：Molecular Biology of THE CELL, fifth ed., Garland Science, 2008
6. 中村桂子，松原謙一監訳：細胞の分子生物学，第5版（Molecular Biology of THE CELL, 5th ed.), Newton Press Inc., 2010
7. 田村咲江監修：食品・調理・加工の組織学，学窓社，1999
8. 大羽和子，川端晶子編著：調理科学実験，学建書院，2011
9. 下村道子，橋本慶子編：調理科学講座　植物性食品Ⅱ，朝倉書店，1993
10. 川端晶子編著：光琳選書④　食品とテクスチャー，光琳，2003
11. 川端晶子，大羽和子編：調理学実験，学建書院，1991
12. 島田淳子，下村道子編：調理科学講座　1．調理とおいしさの科学，朝倉書店，1993
13. 藤田尚男，藤田恒夫共著：標準組織学　総論（第4版），医学書院，2009
14. 駒嶺穆総編集，西村幹夫編：朝倉植物生理学講座Ⅰ，植物細胞，朝倉書店，2002
15. 網野真一，駒嶺穆監訳（Hans Mohr & Peter Schopfer 著）：植物生理学（Pflanzenphysiologie），シュプリンガー・フェアラー

ク,東京,1998
16. Jewell, G. G.: Food Microscopy(ed. by J.G. Vaughan), Academic Press, 1979
17. 猪野俊平:植物組織学,改正第1版,内田老鶴圃新社,1977
18. 原　襄:基礎生物学選書3,植物の形態,裳華房,1972
19. 西　貞夫:野菜のはなしⅠ:技報堂出版,1988
20. 西　貞夫:野菜のはなしⅡ:技報堂出版,1988
21. 永野俊雄,牛木辰男,堀内繁雄:電子顕微鏡でわかったこと―細胞の微細構造から原子の姿まで,講談社,1994
22. 朝倉健太郎:顕微鏡のおはなし―ルーペから新世代の顕微鏡まで,日本規格協会,1996

あとがき

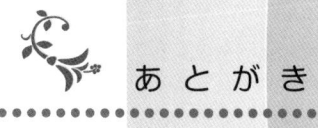

　この本の上梓にあたり，私の夫，故 田村一郎に心から感謝の意を捧げます。

　夫は英文学が専門でしたが，私は夫からすべての学問の基礎的手段である英語を学ぶことができました。

　それがこの本の土台となっている知の探究に必要な力となりました。

田 村 咲 江

さくいん

あ行

アスコルビン酸（ビタミンC） ……… 86
アスコルビン酸酸化酵素 …… 86, 90, 92
アスパラガス ………………………… 3, 6, 9
アミロプラスト ………………… 60, 109
アントシアン ……………………… 22, 65
維管束 …………………………………… 84, 88
維管束系 ………………………………… 25, 81
維管束形成層 …………………………… 81
炒める（炒め物） …………… 126, 134
一次細胞壁 ………… 34, 39, 42, 78,
　　　　　　81, 84, 99, 101, 108
インゲンマメ（金時豆） ……… 116, 117
ウルトラミクロトーム ……………… 15
液　胞 ……… 8, 27, 42, 65, 102, 115
エダマメ ………………………………… 20
エチオプラスト ………………………… 61
塩化物 …………………………… 106, 108
黄色体 …………………………………… 61

か行

解　凍 ………………………………… 136
カイワレダイコン ………… 26, 28, 73
架橋グリカン ……………………………… 36
核 ……………………………… 5, 8, 27, 30
加　熱 …………………………………… 96, 99
カボチャ ……………………… 139, 140, 143
ガラクツロン酸 ………………………… 106
カロテノイド ……………………… 22, 61
カロテンボディ ………………………… 65
乾式加熱 ………………………………… 126
管束鞘 …………………………………… 84
器　官 ………………………………… 2, 4, 26
基本組織系 ……………………………… 25
キュウリ ……………………… 2, 85, 89, 92
グラナ …………………………………… 64
グリンピース … 47, 49, 67, 69, 109, 112
クロモプラスト ………………………… 60

クロロプラスト ………………………… 60
原形質連絡 ……………………………… 47
顕微鏡で見ることができる成分 ……… 24
硬　化 …………………………………… 98
光学顕微鏡 ………………………………… 8, 13
厚角組織 ………………………………… 75
交差多層構造 ………………………… 39, 42
抗酸化作用 ……………………………… 22
糊　化 …………………… 115, 119, 123, 141
固　定 ………………………………… 13, 15, 17
粉ふきいも …………………………… 122
ゴボウ ……………………………… 31, 32
コラーゲン繊維 ………………………… 9

さ行

細　胞 ……………………………… 4, 5, 30
細胞間物質 ……………………………… 4, 9
細胞間隙 ………………… 50, 114, 136, 141
細胞質 …………………………………… 5
細胞小器官 ……………………………… 5, 30
細胞壁 ………… 9, 27, 31, 34 ～ 39, 47,
　　　　　　55, 78, 99, 101, 108, 110,
　　　　　　115, 123, 127, 129, 134
細胞膜 …………………………………… 5, 41
サトイモ ………………………… 69, 124
サヤインゲン …………………………… 20
サヤエンドウ …………………………… 73
色素体 …………………………………… 60
支持組織 ………………………………… 75
師　部 ………………………………… 81, 84
ジャガイモ ……… 3, 74, 118, 120, 121
自由水 ……………………………… 136
柔組織 ……………………… 26, 110, 134
周　皮 …………………………………… 74
食感（テクスチャー） …………… 23, 139
食物繊維 ………………………………… 21
す ………………………………………… 55
スイートバジル …………………… 30, 73
スジ（筋） ……………………………… 75

ストロマ …………………………………64
生物顕微鏡………………………………12
石細胞……………………………………80
セ　リ………………………………76, 82
セルロース………………………………21
セルロース微繊維
　………………9, 35, 39, 42, 101, 109
セロリ………………………………2, 76
繊維細胞……………………………78, 81
染　色………………………………14, 16
走査電子顕微鏡……………………12, 16
組　織………………………………4, 25
組織化学…………………………………89

た行

ダイコン ………………2, 9, 20, 21, 28,
　　　　32, 49, 57, 79, 82, 83, 97,
　　　　100, 103, 104, 106, 108, 110
胎　座……………………………………89
タケノコ……………………………46, 82, 83
単子葉植物………………………………84
中　層……34, 38, 78, 99, 101, 108, 109
超薄切片…………………………………15
調味料……………………………………104
チラコイド………………………………64
電子顕微鏡………………………………8
電子染色……………………………15, 16
デンプン ………67, 69, 109, 119, 141
透過電子顕微鏡……………………12, 14
凍結割断ディープエッチング像
　……………………41, 45, 100, 110, 111
凍結割断ディープエッチング法…16, 38
凍結含浸法…………………………43, 46
凍結切片…………………………………86
鶏胸肉………………………………6, 9
トルイジンブルー染色…………… 14, 123

な行

ナ　シ……………………………………80
ナ　ス………………………………2, 51
軟　化………………………………96, 99, 101
二次細胞壁…………………………78, 81, 84

ニンジン …………2, 32, 40, 44, 66, 88,
　　　　90, 126, 128, 131, 133, 138

は行

白色体…………………………60, 67, 68, 109
破断応力…………………………………139
破断ひずみ………………………………139
比　重……………………………………143
ビタミンC………………………………86
氷　核……………………………………138
氷結晶 ………………… 136, 137, 142, 143
表　皮………………………………72, 88, 89
表皮系……………………………………25
プラスチド………………………………60
プロテインボディ …50, 113 〜 115, 117
分解能………………………………12, 31
β-脱離……………………………… 101, 106
ペクチン …………………9, 21, 36, 42, 109,
　　　　119, 122, 123, 134
ペクチン分解酵素（ポリガラクツロ
　ナーゼ）……………………………42, 43
ペクチンメチルエステラーゼ…………97
ホウレンソウ………………………………63, 64

ま行

ミカン……………………………………53, 54
水　煮………………99, 102, 112, 118, 120
木　部………………………………81, 84

や行

野菜に含まれる成分……………………21
野菜のおいしさ…………………………22
野菜の定義………………………………20
ヤマイモ…………………………………126
有色体………………………………60, 65
葉　脈……………………………………81
葉緑素……………………………………22
葉緑体…………………………8, 30, 60, 63, 64

ら行

リンゴ……………………………………53, 54
冷凍（貯蔵）……………………………136

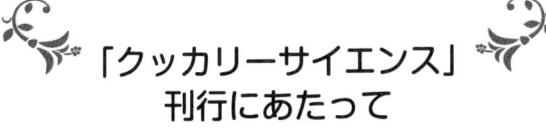

「クッカリーサイエンス」刊行にあたって

　私たちは毎日，調理をした食べ物を食べているにもかかわらず，「調理科学」という学問分野が世に生まれたのは，第2次世界大戦後のことである。1949（昭和24）年に大学で"調理学"あるいは"調理科学"の授業が行われ始めた。1960（昭和35）年には「調理科学懇談会」として，1967（昭和42）年には「調理科学研究会」が学会の体制を整え，さらに1984（昭和59）年に「日本調理科学会」と名称を改め，調理に関する科学的研究の推進を目的とした学会が発足した。「調理科学」という，これまでになかった新しい学問分野は，よちよち歩きから大きく成長し，学会発足から40周年を迎えた。

　人はだれでも食べ物を食べて栄養素をとり入れ，生命を維持しているが，食べ物はそれだけにとどまるものではない。たとえば，生活の楽しみとなり，会話をはずませて共に食べる人との連帯感を強め，食の文化を継承させていくなど，さまざまな役割を果たしているのである。

　調理科学がとり扱う分野はこのような食生活にかかわりのある，献立をたて，食品材料を集め，調理操作を加え，食卓にのせるまでのきわめて幅広い領域を研究対象としている。この間の調理過程における化学的，物理的，組織学的変化をとらえること，味，香りやテクスチャーの評価，食文化までもが含まれ

ている。日本調理科学会の会員は，それぞれの分野で独自の研究を深め，幅広い分野で生活に密着した興味深い研究を行っている。その成果を社会に発信することは，学会の社会的貢献としての重要な役割であると考えている。

創立40周年を契機として，日本調理科学会員の研究成果のそれぞれを1冊ずつにまとめ，高校生，大学生，一般の方々に，わかりやすく情報提供することを目的として，このシリーズを企画した。生活と密接に関連のある調理科学がこんなにおもしろいものであることを知っていただき，この分野の研究がいっそう盛んになり，発展につながることを願っている。

2009（平成21）年

日本調理科学会刊行委員会
委員長　畑江敬子
江原絢子
大越ひろ
下村道子
高橋節子
的場輝佳

著 者
田 村 咲 江（たむら・さきえ）

- 1937年生まれ，広島県出身
- 1959年広島大学教育学部高等学校教育科家政科卒業
- 広島大学教育学部附属中学校教諭，広島大学教育学部東雲分校助手・講師，広島大学学校教育学部（現教育学部）助教授・教授を経て，現在，広島大学名誉教授，元徳島文理大学教授
- 医学博士（大阪大学）

クッカリーサイエンス 003
野菜をミクロの眼で見る

2012年（平成24年）5月10日　初版発行

監　修	日本調理科学会	
著　者	田　村　咲　江	
発行者	筑　紫　恒　男	
発行所	株式会社 建帛社 KENPAKUSHA	

112-0011　東京都文京区千石4丁目2番15号
TEL（03）3944-2611
FAX（03）3946-4377
http://www.kenpakusha.co.jp/

ISBN978-4-7679-6162-0 C3077
© 田村咲江，2012.
（定価はカバーに表示してあります）

あづま堂印刷／田部井手帳
Printed in Japan.

本書の複製権・翻訳権・上映権・公衆送信権等は株式会社建帛社が保有します。
JCOPY ＜(社)出版者著作権管理機構　委託出版物＞
本書の無断複写は，著作権法上での例外を除き禁じられています。複写される場合は，そのつど事前に，(社)出版者著作権管理機構（TEL 03-3513-6969, FAX 03-3513-6979, e-mail : info@jcopy.or.jp）の許諾を得てください。